中医内科临证经典丛书

总主编 田思胜 裴颢

证治百问（校注版）

清·刘默◎撰

清·石楷◎校订

李成文 马凤丽◎校注

U0207080

中国健康传媒集团

中国医药科技出版社

内容提要

《证治百问》，原名《青瑶疑问》，4卷，明末清初医家刘默所撰，成书于清顺治十六年（1659），书中以问答形式发明经旨，剖析疑义，对中风、中寒、中暑、咳嗽、水肿、泄泻等62种临床常见内科病证从病因、病机、辨证要点及治疗原则诸方面进行探讨，论证变通经义，治法不执古方，内容较切合临床实际。

图书在版编目（CIP）数据

证治百问：校注版／（清）刘默撰；石楷校订；李成文，马凤丽校注．—北京：中国医药科技出版社，2024.7

（中医内科临证经典丛书／田思胜，裴颢总主编）

ISBN 978 - 7 - 5214 - 4602 - 9

Ⅰ．①证… Ⅱ．①刘… ②石… ③李… ④马… Ⅲ．①内科杂病 – 中医临床 – 中国 – 清代 Ⅳ．①R25

中国国家版本馆 CIP 数据核字（2024）第 090962 号

美术编辑 陈君杞
版式设计 南博文化

出版 **中国健康传媒集团** | 中国医药科技出版社
地址 北京市海淀区文慧园北路甲 22 号
邮编 100082
电话 发行：010 - 62227427 邮购：010 - 62236938
网址 www. cmstp. com
规格 880 × 1230mm $^1/_{32}$
印张 7 $^5/_8$
字数 175 千字
版次 2024 年 7 月第 1 版
印次 2024 年 7 月第 1 次印刷
印刷 北京侨友印刷有限公司
经销 全国各地新华书店
书号 ISBN 978 - 7 - 5214 - 4602 - 9
定价 **29.00 元**

获取新书信息、投稿、为图书纠错，请扫码联系我们。

《中医内科临证经典丛书》
编委会

出版者的话

在中医的历史长河中，历代医家留下了数以万计的中医古籍，这些古籍蕴藏着历代医家的思想智慧和实践经验，熟读精研中医古籍是当代中医继承、创新的根基。新中国成立以来，中医界对古籍整理工作十分重视，在经典中医古籍的校勘注释、整理等方面取得了显著成果，这些工作在帮助读者读懂原文方面起到了重要作用。但是，中医古籍数量繁多，从目前对古籍的整理来看，各科中医古籍大多较为散在，主要包含在较大的古籍整理类丛书中，相关专业的师生和临床医生查找起来多有不便。为此，我们根据当今中医学的学科建制，选取较为实用的经典著作按学科分类，可省去相关专业师生和临床医生在浩如烟海的古籍中查找选取的时间，也方便他们对同一学科的古籍进行系统的学习和研究。

本套丛书遴选了15种中医内科经典古籍，包括《内外伤辨惑论》《血证论》《内科摘要》《症因脉治》《证治汇补》《证治百问》《医学传灯》《脾胃论》《痰火点雪》《理虚元鉴》《金匮翼》《活法机要》《慎柔五书》《医学发明》《医醇賸义》。

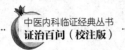

本次校注出版突出以下特点：①遴选底本，保证质量。每种医籍均由专家甄选善本，考据校正，细勘精审，力求原文优质准确。②字斟句酌，精心校注。校注专家精心揣摩，析疑惑谬误之处，解疑难混沌之点，对古籍的版本迥异、疑难字句进行释义。③文前说明，提要钩玄。每本古籍文前皆作校注说明，介绍古籍作者生平、学术特点、成书背景等，主旨精论，纲举目张，以启迪读者。

希望本丛书的出版能为中医学子及临床工作者研读中医经典提供有力的支持。

中国医药科技出版社

2024 年 6 月

| 校注说明 |

  《证治百问》由明末清初医家刘默与弟子刘紫谷、叶其辉等讨论医理之记录整理而成，原名《青瑶疑问》，成书于清顺治十六年（1659），后经清人石楷（字临初，海盐人）校订，易名为《证治百问》，一名《证治石镜录》。

  《证治百问》凡4卷，主要对中风、中寒、痰饮、水肿等常见62种内科杂病按病证分门而列，以《难经》体例因疑进答，随问设答。

  此次校订，以清康熙十二年癸丑（1673）颐志堂刻本为底本，以清康熙四十二年癸未（1703）燕贻堂刻本（以下简称"燕贻堂本"）为主校本。原书中异体字、通假字径改，表示行文前后之"左""右"分别径改为"下""上"。

校注者

2024 年 3 月

| 序 |

　　自黄帝有熊氏命雷公、岐伯论经脉，旁及问难八十作
《内经》，已开后世问答之门矣。虽然医之类广，其义微，不
易问，亦不易答也。天地神祇有其次，性命吉凶有其数，虚
实有分，顺逆有节，气候有温冷，脉理有缓急，疾疢①有轻
重，药剂有多少，为医者必能通幽测微，明内达外，深晰义
理，洞晓机宜，然后可以问，亦可以答。是以《黄帝内经》
言博而要，意弘以邃，后此惟仲景、东垣、河间、丹溪四家，
广大悉备，合《内经》之旨。至今世有《证治百问》一书分
门别类，罔不周详，溯源寻流，靡弗究竟，尽举前人不言之
秘而发明之，斯真可以问亦可以答者矣。夫医道与儒道相表
里，儒道无尽，圣贤千言万语，经大儒疏解而愈明；医道亦
无尽，古今鸿术禁方，赖名医推引而益出。昔人谓《黄帝内
经》犹儒家之六经，仲景、东垣、河间、丹溪四家则犹
《学》《庸》《语》《孟》，为六经之羽翼。若今之《证治百
问》其犹朱子之或问乎。

　　海盐石子临初，儒者也，能通乎医。余见其立论也高，
定方也确，调治疗理核实有法，心窃奇之，意其遇异人而得
异书者。一日持《百问》一书以进，谓余曰：是书也，向无

---

①　疢（chèn 衬）：热病，亦泛指病。《说文》："疢，热病也。"

刊本，其姓字不传，将校订之，付之梓，广布四方。因乞余鉴定，而为弁言①于首。余叹曰：石子其可谓之医已！夫智能宣畅曲解之谓医，德能仁恕博爱之谓医。石子校此书，条分缕晰，曲畅旁通，智也；不秘一己，公之天下，仁也。智而且仁，不谓之医不可也，以医而智且仁，不谓之儒而医不可也，石子诚儒者而能通乎医者也，今而后《百问》一书传矣。石子于《百问》一书为大有功矣！不惟大有功于一书已也，并四家之说俱于斯见焉，进而求之《内经》之旨亦不外是也，石子其有熊氏之功臣也哉！

时康熙癸丑清和②上浣③汝阳刘元琬题

---

① 弁言：前言，引言。因冠于篇卷的前面，故称弁言。
② 清和：农历四月的俗称。
③ 上浣：指农历每月上旬的休息日或泛指上旬。

| 自序 |

　　《百问》一书，未悉创自何手，观其源，本《灵》《素》，辨析脏腑，条分缕解，洞见膈膜。盖以今之世，疗病非难，识病为难，故详为问答，发明其义。如中风别乎虚实，而真类判然；感冒异于伤寒，而轻重迥别。其余诸症，大概如斯。又谓病之表里各殊，欲究明之，当先审脉，使按指稍讹则虚实俱误，其害可忍言哉！所以辨症之后，复详脉体部位，上遵经旨，不循遗书倒置之诬，脏腑只别阴阳，不蹈伪诀表里之误。大肠候于右尺，膀胱诊乎肾间，其脉理之详明，真可还王滑之旧章，一洗高阳之积惑者矣！夫病察乎脉，脉原乎病，二者固属相须，而汤药尤宜亟讲，故于一症之后，各拟一方，不胶执于一定之法，而神明于古人之意，或补阴之中佐以助阳，而不为误；助阳之中兼以滋阴，而不为杂。君臣佐使，调剂适宜，补泄宣通，考辨必悉。其立方之变通，无不本虚实轻重相为准则也。予于丙午岁有《伤寒五法》一书，业已梓行，公之海内。每叹杂症未获穷奥，因殚精构求，忽得是书，启而读之，实堪与《五法》相伯仲焉。丁未仲春，负笈①入都，蒙石芝刘大宗师见知，揄扬②公卿间薄技少

---

　　① 负笈：背着书箱，指游学外地。

　　② 揄扬：赞扬，宣扬。

展。辛亥夏，闻先严之变归里，而吾师亦奉命校士我浙，复得晋接，公余之暇，因诘予曰：元化①有线帙之秘，稚川②有肘后之方，子业家学而疗病奇中，必有元化、稚川之秘术，能起人于白骨也，予因出《证治百问》以进。师读之而欣喜曰：是书也，真能启后学之茫昧③，为医宗之指南，济世寿人孰过于是？神而明之，可令斯世咸登春台④，何虞夭札⑤哉？捐资付梓，用广其传，殆本胞与之怀，以广利济之泽也邪，书成或有为予称功者。予因曰：不有作者，其何能述；不有述者，其何能传。亦惟归其功于作是书之人，暨吾师而已，予何功之有？是为序。

康熙癸丑孟秋颐志主人石楷谨识

---

① 元化：指华佗。字元化，沛国谯（今安徽省亳州市谯城区）人，东汉末医学家。

② 稚川：指葛洪。字稚川，自号抱朴子，丹阳郡句容（今江苏省句容县）人，东晋道教理论家、著名炼丹家和医药学家。

③ 茫昧：模糊不清。

④ 春台：典故名，语出《老子·道经》："众人熙熙，如享太牢，如登春台。"原指春日登眺览胜之处，后亦指饭桌，也是古代礼部的别称。

⑤ 夭札：遭疫病而早死。

目录

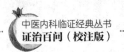

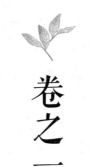

卷之一

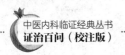
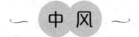

中 风

问曰：人有风疾而不曰冒，不曰伤，独曰中者，何也？既为风邪，必由肌表透入脏腑，自外而内，谓之曰中。如何绝无头疼体热，畏风畏寒诸表症，何也？

答曰：中之一字，难以实说，难以虚说。但余临症三十年，内发者十居八九，外中者十之一二。以愚见释此中字，当作射中之中字解。譬如人被暗箭所伤，卒然而至，不及预防，其力必重，其势必深之义，不必泥为风从外入而中乎内也。《经》所谓贼风虚邪，避之有时，正防暗中耳。盖风之一症，果从外感，定有头疼发热之表症，惟此中风之风，寔①不由东西南北外来之邪，纵有兼贼风虚邪之触而发者，亦不过十之一二，大都内为气血两虚。气虚则阴血不长，阴衰则热极风生。虚风内鼓，神气外驰，一时暴绝者，多出乎不意，人不得而知之。所以说，与外感绝不相谋，寔因里虚为本，风痰为标，而外触者，不过标本中之兼症也。

问曰：百病骤至，俱可为中，何独中风为甚？而先圣独冠之篇首，毕竟风从外入，风由内发。是假象乎？是真境乎？

答曰：《经》云：人②之气，以天地之疾风名之。岂天地之风独不可以气言乎？然天地之风气，有和，有邪，有贼之

---

① 寔：同"实"，确实，实在。
② 人：《素问·阴阳应象大论》作"阳"。

不等。在人身之风气，亦有正，有邪，有乱之不同。和风则发育万物，贼邪则摧折振裂，肤堕指落。正气者，血脉借之以营运；邪气者，表里因之以致病；乱气者，脏腑犯之而绝生。故中风之风字，竟当以气字代之，则庶几乎得之矣。独云中者，以其来之疾，病之深也。危在顷刻，治有分别，与他症不同，故冠诸篇首，正先圣慎重警后之至意也，学者不可不知。若既明风即是气，则知不由外来；气即是风，风势岂为真象？此学者所当细心体认者也。

问曰：血虚者为左瘫，气虚者为右痪。论气血周流一身，无处不到，何右无死血，左无湿痰邪？

答曰：瘫者，举动艰难也；痪者，不能移换也。《经》谓营气与宗气并行十二经脉之中，导引血脉者也。盖大经之道路，左有十二经，右有十二经，共二十四经。背由督脉所分，腹由任脉所界。全借宗营二气运气不息，导引血脉得以流通，流通则机关便捷，自无瘫痪之症。惟其营卫之气不调，或偏闭之于左，则左废；偏闭之于右，则右废。然后于理相合，要知气虚则气滞，在血脉不能运动尽可为死血；气虚则气闭，在津液凝结尽可为湿痰。万不可执左属血，以瘫为死血而病；右属气，以痪为气滞湿痰而病。且病在脏腑经络，若误认死血湿痰，致用消痰破瘀，削伐元气之剂，反伤脏腑，不亦冤哉！

或曰：常见形体肥硕，精彩焕发，处于富贵逸乐之境，中者十居八九，而羸弱劳苦贫残之人，中者十无一二，其故何居？且向日只闻五旬外者方中，今则三旬左右者亦中，何也？

答曰：大凡体肥者，肉浮于气，非素禀寡弱，即后天斫丧①，使真气不能维持，以致平日语言气短，行动喘急，而复因劳烦过度，精神亏损，即患此症。若贫贱作劳之人，形虽瘦而精实，心虽劳而无妄，断无酒色之溺，且力作不宁，血脉流通，机关便利，并无虚火冲逆，风痰内鼓之病，故中者绝少，旧时天地之气运初厚，人禀充足，必待衰朽而中，今则天地之生意甚薄，人禀亦弱，加之七情六欲淘汰乎身心，故少年亦致中也。

问曰：治疗之法，当从古方，或从时论，抑另有新义邪？

答曰：古方、时论，无书不有，即《指掌》已备，不必多赘。余只以平日对症用药已有效验者。概附于后，只分别新久、虚实、补泻、调和之法，以备采用。

中腑

中腑者，《经》谓六腑不和则四肢偏废，云六腑非六腑齐病，或一腑二腑有所不和方病，或六腑相因而病也。何谓不和？此即元气或虚或实，遂致经络有盛有衰，偏左偏右，致有半身不遂之恙。先哲有云：脾土太过，至土实而气壅痰结，使经络闭塞，隧道不通而偏废者，谓之有余。假痰气大而偏盛也，法从实治，新者宜泻，久者宜和，远者宜清补。脾土不及，至土薄而气虚，肝木偏胜而克制，血脉枯涩，经络不能贯通而偏废者，谓之不足。因气血两虚而偏于衰也，法当虚治，新者宜调，久者宜补，远者宜温补。

---

① 斫丧：比喻摧残、伤害，特指因沉溺酒色而伤害身体。

问曰：有云中腑者肢体偏废，外显六经形症，论十二经，如何只言六经受病？以其六经受病，故只半身不遂耳。

答曰：若论中腑，焉有在表诸经不病之理？左右各有十二经，病则俱病，不病则俱不病，先圣只言六经者，独指足三阳、足三阴所关阴跷、阳跷、阴维、阳维之六经也，故有不遂之病。但六腑在内，经络在肌理，颜色显外，宜兼而详察，随症之新久虚实治之，庶为详尽。

中腑之脉

脉来缓滑，或浮滑，或滑数，有神者易治；或弦滑，或浮数，或洪大者难治。总属有余，以缓法泻之。若两尺不应，寸关搏大而急疾者不治。

中腑实脉

浮弦无力为风，浮滑不清为痰，浮数有力为火，沉弦有力为气，沉实有力为便结，沉涩而数为血凝。

中腑实症

气壅痰结，口眼㖞斜，语言虽清而謇涩，心境虽明而恍忽①，左瘫右痪，亦有四肢无恙，惟麻木而举动艰难，大便燥结，胸中痞满，口角流涎，面红，或青或白，或有汗或无汗。

中腑实症治法

初起一日内，如胸中痰涌，先宜吐痰，吐后不宜再吐，即以顺气消痰清热之剂疏利表邪。如大便秘至三五日者，竟以下剂利之。如标病渐缓，七日之后以平剂和之。如至三七之后，全体相安，以补剂安之。

---

① 恍忽：同"恍惚"，下同。

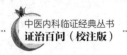

吐剂

如痰涎潮涌，壅闭不清者吐之。吐中自有发散之义。

稀涎散

明矾　枯矾各一钱　牙皂炙黄，去皮，二钱

为细末，每服一二钱，白汤调服。探吐不尽再服，吐后即用后方。

中腑实症治标之方　顺气消痰，省风清热。不拘气虚血虚，先服此剂，急治其标，即为泻耳。

天麻三钱　半夏二钱　橘红一钱五分　防风一钱　枳实一钱
胆星五分　黄芩五分　甘草二分

煎十分，加姜汁五匙，竹沥十匙，不拘早晚，日服二剂。

天麻为平肝省风、清痰定晕之圣药，以此为君；半夏之豁痰要品为臣，以胆星使而清之；橘红顺气理痰之必用，以枳实佐而利之。防风之辛，疏风解表；黄芩之苦，泄热和肝，以群药走散，故用甘草和之。

如热甚，加川连、犀角各五分。如关节痛，恶风，加防风、羌活各一钱

下剂

如大便久结，肠胃不和，面红烦渴，重则润下丸，轻则用滚痰丸下之。

润下丸　治大肠结热，燥屎不行者。

大黄　黄芩　枳实　朴硝　厚朴

蜜为细丸，不拘时，白汤送服二三钱，不利，再服。

滚痰丸　治痰壅痞膈，热结便闭，上下不通者。

沉香　礞石　枯芩　熟大黄

水泛①为细丸，不拘时，白汤服一二钱，以利为度。

中腑实症平剂

天麻二钱　半夏一钱五分　秦艽一钱五分　茯苓　橘红　牛膝各一钱　枳壳　菊花　黄芩各五分　甘草二分　姜一片

空心午后服。

此方照前方减防风之辛，枳实之苦，胆星之燥，加牛膝、秦艽以和血，菊花、黄芩以清热，茯苓、枳壳以理脾胃。不补不泻，谓之平剂。

中腑实症清补主方

天麻二钱　半夏一钱五分　当归一钱五分　秦艽一钱五分　茯苓　牛膝　橘红各一钱　车前　菊花各五分　甘草二分　姜一片

空心临睡煎服。

照前方去枳壳之释滞，加当归，同牛膝、秦艽、菊花，以补血清火，谓之清补。

中腑虚脉

脉沉无力为虚；沉滑而濡缓为湿痰不利，气滞血少；虚微无力为气血两虚；浮数微滑为有热，有痰，易治。若沉涩不应为气滞血凝，虚弦、虚数为血虚内热，浮滑不清为风痰内鼓，浮涩无力为营卫不行，难治。两尺绝无，下元已绝；寸关虚豁而空大，真气已散；或举之搏大，按之绝无，孤阳无依者死。

中腑虚症

神情昏倦，左瘫右痪，面赤气怫，自汗烦躁，不思饮食，肠鸣泄泻，寝梦不安，痰声如锯，口角流涎，颜色不定。

---

① 泛：原作"发"，据《丹溪心法附余》卷九所载滚痰丸方改。

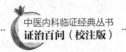

中腑虚症治法

初则以清剂，先理心、肺、胸次间浮痰、逆气、壮火；次则和血、清热、宁神、润气，兼以理痰；久则调补气血；远则大补精神。

中腑虚症治标之方

天麻三钱　橘红一钱五分　半夏一钱五分　茯苓　白术　秦艽各一钱　川芎　防风　荆芥各五分　甘草二分　姜汁五匙　竹沥十匙

和匀，早晚日服二帖。

以真气虚，佐苓、术以补之；血虚佐艽、芎以和之；以痰气不清，故君天麻，臣橘、半；以风热未省，故使荆、防、生草。

吐剂　如胸次亦有痰涎，痞满不清，于三日前不妨微吐。

桔梗二钱　人参芦一钱　牙皂炒，去皮，五分

煎十分，加盐一钱，一次热服。服后以鹅毛探吐，吐不尽再服一贴。

中腑虚症平剂标本兼治之方

天麻二钱　枣仁一钱五分　当归一钱五分　茯神一钱　半夏一钱　橘红五分　秦艽五分　甘草二分　生姜一片

午前后服。

在表无病，里虚居多，以此剂和血醒神，顺气清痰，减去荆芥，加归、枣，故曰清补。

脾虚加白术一钱，减秦艽。

中腑虚症治本补剂

白术二钱　人参一钱五分　当归一钱五分　牛膝一钱　天麻一钱　橘红　车前　菊花各五分

空心临睡时煎服。

参、术以益气健脾，归、膝以补血舒筋，天麻、橘红调气消痰，菊花、车前省风清热，故为虚症之补剂云。

中脏

问曰：前论中风，非因外邪所感，多由内虚而发，辨之详矣。但人必从精神内损，气血枯竭，形神衰萎，方可言虚，如何未中之前，绝无虚症外现，而饮食起居，语言酬酢①如故，形体丰厚如初，卒然一中而毙者，其故何欤？

答曰：《经》云：出入废则神机化灭，升降息则气血②孤危。又云：一息不运则机缄③穷，一毫不绳则霄壤④判。须知人命无根，悬于一息，可不慎欤？五脏者，藏精气而不泄者也。有所藏，便有生生不息之机，为性命之本。今人自恃形体丰厚，精神充足，恣情亏损，不为调补，真气渐弱，年逾半百，气血更衰，脏腑不虚而虚，因其不现虚症，故人不觉耳。偶为七情六欲外淫所触，陡然而发，发则诸气上逆而化火，诸亢极而化风，诸液结聚而为痰，诸水潮涌而为涎。斯时也，有升无降，有出无入，一如疾风暴雷，龙腾水涌之势，元气孤危，无以主持，遂至面赤如妆，痰吐如锯，小便自遗，

---

① 酬酢：宾主互相敬酒。泛指交际应酬。酬，向客人敬酒。酢，向主人敬酒。

② 血：《素问·六微旨大论》作"立"。

③ 机缄：机关开闭。谓推动事物发生变化的力量，亦指气数、气运，多指事物变化的要紧之处。

④ 霄壤：天和地，天地之间。比喻相去极远，差别很大。

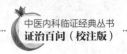
六脉搏大如涌泉，少顷汗出如油，一息不续而死矣。

中脏危险之症

唇吻不收，舌强失音，眼合直视，摇头，口开，手撒，鼻鼾，遗尿，痰声如锯，此为邪中五脏，九窍不通，闭绝而死。

中脏危险之脉

下元无根，则两肾脉不应，或脉来沉滑微细；痰塞气满，并逆于上，有升无降，则虚弦搏急，一如沸釜；或精神元气一时暴绝，则虚散而欲绝。

中脏临危治法

外现有余之症，搏急之脉，正属暴脱暴绝，于消痰降气、清火疏风之药，及苏合、牛黄、滚痰诸丸，搐鼻、探吐之法，一概禁忌，只有后方十可救一。

中脏临危峻补之方

当归三钱　人参五钱　黄芪　白术各三钱　附子　橘红各一钱茯苓一钱五分　甘草五分　生姜三片

加竹沥、姜汁服，多服或有苏者。

元气虚弱，非参、附、芪、术之甘温不能培补；痰气壅逆，非白术、橘、姜之苦辛不足以顺下；真阳暴绝，非参、附之峻补大热之药，何以追失散之元阳？

问曰：《指掌》所谓中脏者，大便秘结，当以三化汤导之。则知原有泻法，恐前补剂有未便乎？

答曰：五脏之元气随病而脱，方显暴绝之急症，非前方不能追复失散之真阳，即前方犹未能尽病之虚，必得人参二两、附子五钱，独煎二味，胜前药十倍。若中脏原有治法，要非五脏同病，五绝症俱现者，所用后列诸方，不过治病势之缓者耳。

中脏缓症

缓症者，不过一脏受病，或二三脏受病，止舌不转而失音，鼻不闻香臭，口角流涎，耳聋眼瞽①，大小便闭结，饮食不思，肢体缓纵，痰涌气逆，神情昏愦，第不见前之绝症耳。

中脏缓脉

六脉虚大而缓，气欲脱而不敛也；或浮弦滑数，虽气虚而外有虚风，内有痰涎也；或涩弱，或微弱，气血两虚也；或两肾有根，真气未脱也。

中脏缓症治法

初中之时，先搐鼻取嚏，有嚏者易治，继用探吐上膈浮痰。若一日后，此法又当禁用。先用醒神豁痰之剂，继用清补之药，后服培补之方。

搐鼻散一名醒神散

牙皂炙，去皮，一钱　真北细辛一钱

二味为细末，吹鼻取嚏。二味皆辛散之药，能透顶，通关，醒神。

探吐方　方见中腑治虚条。

如久秘而燥结不行者，属血液枯涸，以滋燥养血调阳丸。

搜风顺气丸　治气不顺而大肠结热者，可服。

中脏初服治标之方

人参三钱　半夏一钱五分　天麻一钱五分　茯神　橘红　当归各一钱　远志五分　菖蒲　胆星各三分　甘草二分　生姜三片

---

① 瞽：眼盲。

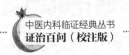
空心午后煎服。加姜汁、竹沥亦可。

因气虚不能统摄痰涎，故君人参以益元气；臣天麻、胆星、半夏以豁痰；气闭神昏，语言謇涩，故以当归活血为佐；使茯神、远志以醒神，菖蒲、橘红以利窍展舌也。

中脏继服调补之方

人参三钱　当归二钱五分　白术二钱五分　半夏　天麻　橘红
茯神　枣仁各一钱　川芎五分　远志五分　生姜三片

空心临卧煎服。

参、术益脾以生气；芎、归和肝以生血；茯神、枣仁宁志以醒神；天麻、橘红、半夏调气以利痰。

中脏后服培补之方

人参五钱　白术二钱五分　黄芪二钱　当归一钱五分　茯苓
橘红各一钱　川芎　附子　熟地各五分　炙草二分　生姜三片

空心午后煎服。

形不足者，温之以气，参、芪、术、茯益气助脾之药；精不足者，补之以味，熟地、芎、归填精补髓之剂；橘红、甘草以和中气；附子、干姜以温胃气，

中经

问曰：中经者，中经络也，论十二经络，全身周遍，既云中经，全体皆可受病，今见中经者，独口眼㖞斜者居多，即手足不遂者，虽有亦少，何也？

答曰：所谓中经者，只中于手、足阳明二经之脉也。手阳明大肠经起于次指之端，足阳明胃经起于鼻，交頞中，环绕唇吻，下行两乳，夹冲脉而直下两足次指之端，与别经无

干。若别经同病，必连脏腑，又非中经之轻浅者论也。所云中经者，中本经血脉之中，不碍脏腑，故云轻浅。然有内发、外触之不同，因中足阳明胃经，其脉反逆左右，环绕而致交错，或尽交于左则喝左，尽交于右则喝右，左右偏盛偏虚，则眼皮摊下。若不连手阳明，只口眼喝斜。若连手阳明，则手不遂。若不能交接足太阴，其足亦不遂。此言不遂者，不过举动不能便捷，非若中腑之偏废，竟不能转移也。

中经现症

口眼喝斜，手足不遂，外无六经形症，内无便溺阻隔，语言如故，饮食如常，神情不倦，言不变，志不乱，病在分腠之间，故为轻也。

中经之脉

六脉平等，知脏腑不病也。或内热者则数，血虚者则弱，气虚者则微，暴怒者则弦，风盛者则浮，有痰者则滑，气滞者则沉。

中经治法

调气和血，省风清热。如有痰，临卧权服滚痰丸二钱，如大小便不利，空心权服搜风顺气丸三钱；如无表里形症，只以平剂和之。

中经平剂

秦艽六钱　牛膝一钱五分　车前　黄芩　当归　钩藤各一钱
荆芥　防风各五分

午前后煎服。

凡热侵于血分，以艽、归和血，臣牛膝、车前以引血中之气下行至足，佐钩藤以清血中之伏热，使以荆、防、芩，一曰引经，一曰省风，此火郁发之之义。

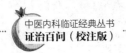
问曰：古人有真类之分，今不分真类，不亦变乱古文乎？将何以尽其旨趣邪？

答曰：《经》云：知其要者，一言而尽[①]；不知其要，流散无穷。因古来不能辨风之是内是外，是真是假，不得已分为真中、类中，及所悉真类二门之症彼此相似，有何分别。虽有刘、李、朱三家异说，此言致病之因，原不离中风二字，何必分支别派邪？如杂病其名则一，其致病之因自然不同，岂可因致病之因不同，又分一类字，反将正名变乱，使学者有多岐之惑。今不分真类，不亦至当乎？

问曰：门类固可合而为一，于古人之方可以置之不用乎？

答曰：古法古方不过为后人准绳，焉敢置之不用。其义已悉于《指掌》，故余不复赘，只以余平日经效简易之方附后，使学者从古从新，一惟采取[②]。

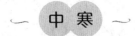

中寒

或曰：前文言中风二字，在有无真假之间，今中寒之义亦同乎？

答曰：中风有真类之别，中寒无真类之分，唯中之一字，

---

① 尽：《素问·六元正纪大论》作"终"。

② 采取：燕饴堂本此下有"治小儿握口脐风神效方：芦笋七个，小塘螺七个，红梗酸米草一束。共捣烂，将汁顿暖与孩子饮，渣滓敷脐上，立愈。"据本书内容及体例，疑为后人所加，属衍文。

自然与伤寒感寒不同，如感冒寒邪，邪在皮肤腠理之间，浅而轻者也，只头重如裹，眉棱酸痛，拘急恶寒，乍寒乍热，饮食如故，或身体不热，虽热而止发不常，其势缓于伤寒，故曰感冒。若伤寒之邪，六经受病，先表后里，自经传腑，腑传脏，其势缓于中寒，故只曰伤。所云中者，真寒直入阴经，深而危笃，险在旦夕，惟有三阴虚实、内外之别，故亦谓之中也，学者可不辨哉。

问曰：风、寒、暑、湿、燥、火，乃天地本有之气，如何谓之六淫，犯者必病也？

答曰：夫天地有正气，有淫气，如寒、热、温、凉，顺四时而无舛错亢逆之灾，则万物生长收藏之令正焉，谓之正气。若气太过，则谓之淫。淫者，盈溢之义。今言中寒者，盖因冬令严寒，自然万类潜藏，精神闭密，以为来春发生之本。若当寒而反温，则谓之冬不藏精，至春奉生者少，可见正气不可不寒者也。若过于严寒，则虚家受其寒淫杀厉之气，亦能致病，病且必危，是又正气不可过寒者也。然同一寒淫，何以有犯有不犯？盖卫气者，人身真阳之气也，起于下焦，行阳二十五度，护皮毛而充腠理，以御六淫之外袭，若阳虚之人，卫气不密，寒邪乘虚直入五脏阴经，又因平素失调，致五脏伏匿之真阳亏损，是以虚寒之体敌寒凝之气矣，宁有不病，病而不危之理？更有不因外邪，由中气虚寒而多食生冷、寒凝之物而病者，亦谓中寒。治法概于太阴脾经之列。

寒中太阴脾经之脉

中气久虚，寒邪直中，脉必沉弦而紧。内因口食生冷而发者，脉必沉迟弦紧或弦滑。

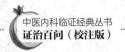

足太阴中寒现症

中脘疼痛，吐利腥秽，腹满，厥逆，恶心，头不疼，身不热。

寒中太阴治法

以益脾、顺气、温中之药主治。

白术炒黄，三钱　干姜八分　半夏一钱五分　陈皮一钱五分　肉桂一钱，炙草三分　生姜三片

煎服，不时，日二服。

因中气久虚，以白术、甘草之甘温为君；中虚者必气滞，气滞者必痰凝，以陈皮顺气，半夏利痰，为臣，寒淫之毒非姜、桂不能散，故为佐使。

如元气虚极，气不能续，加人参一钱五分。

如元阳虚极，肢体厥逆，加附子一钱。

如饮食停滞而不消化，加厚朴一钱。

如寒食并结而发呃，加丁香五分。

如肢体骨节疼痛，加羌活一钱、川芎五分。

寒中少阴肾经之脉

房劳过度，命门真阳亏损，脉必沉细而虚微，或虚散而欲脱。

寒中足少阴症

一时暴昏，不省人事，口噤失音，四肢强直，澄彻清冷。

寒中少阴治法

以温中益肾，补益元气之剂主治。

人参三钱　当归一钱五分　白术一钱五分　附子一钱　肉桂一钱　炙草五分　生姜三片　大枣二枚

不拘时煎服。

元气、元阳暴绝，非参、附不足以夺造化。炮姜、桂、附温以散寒，导阴火而归命门；参、术、归、草甘温之品，益气血两虚而补房劳虚损。

如自汗不止，加炒黄芪二钱。

如烦躁而渴欲饮冷，原不能饮，此寒气固结于下，遏散其阳于上，故两颧一片如染胭脂，四肢厥逆，六脉竟有细数者，认为阳厥误矣。前方加麦冬一钱、五味子七粒。

寒中厥阴之脉

阴血不足，郁怒伤肝，谋虑不遂者，脉必沉涩虚弦。或禀性多怒者，脉当弦急。若沉细如丝，六脉散大者，死。

寒中厥阴现症

四肢强直，挛急蜷卧，少腹疼痛，唇青囊缩，四肢厥冷过肘。

寒中厥阴治法

宜温散下焦凝寒之气，

吴茱萸汤泡，一钱五分　附子一钱　干姜一钱　炙草五分　当归三钱　川芎一钱五分　桂枝五分

不拘时煎服。

肝本厥阴风木，为纳血之脏，本经气血两虚，则寒毒直中其经，故以芎、归、桂枝辛而滋润者，以和血脉，燥气入肝，以吴茱萸、川芎之燥达之，以姜、桂之温热散之。

气虚者，加人参一钱五分。

呕逆者，加橘红、半夏各一钱五分，减去芎、归不用，并去甘草二分、桂枝二分，以呕家不喜甘故也。

外治熨法

太阴腹痛，以食盐一斤，炒热，分为二包，以布包熨于

脐之左右，冷则易。

少阴腹痛，葱一把，线缚，切去两头，约二寸厚，火上烘热，置脐上，外用熨斗火熨之。若不愈，再换两三次，以暖为度，汗出则愈。

厥阴少腹痛，以吴茱萸一升，盐水拌炒，分为两包，轮换而运大、小腹之上下左右。

一法，熨斗置炭火，以醋淋之，令病人嗅烟气，以敛虚汗。

一法，药力不应者，以姜汗灌苏合丸热服。

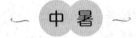

中暑

问曰：暑、热、火三者，其性相似，有所分别否？

答曰：暑与火名虽为二，其热则一也。然天地万物，各具五行，莫不有火，又不可与暑同论，故另有火门，不在此例。夫暑热者，本天地无形至阳之气，从地气上升，为长夏之令，其气大过则炎蒸酷烈，有铄石流金之势，故虚人感之，难免疾患也。

问曰：诸家所论，有以伤暑为中暑，中暑为中暍者。又云：静而得之为中暑，为中暍；动而得之，为伤暑，为中暑。各是其说，从无定论，何也？

答曰：伤暑者轻，中暑者重；中暍者，轻重之间，寒暑兼病也。受病有轻重之分，动静之别，虚实之辨，其暑邪则一也。后列三门，以为不易之准绳。

伤暑之脉

脉者，吾身之元气也。凡暑热感之，阴虚者，脉必浮滑而空散；气虚者，脉必浮弱而虚数。盖热则气驰血溢，且元气数虚，故脉不能静敛耳。

伤暑现症有三

凡人体薄而气血两虚者，谓之阴虚火盛之人，不能胜暑热之气，则至肢体倦怠，饮食不甘，燥渴不宁，自汗虚眩。

有体厚性躁气虚者，谓之阳虚之人，不能当暑热之气，气喘自汗，眩运解㑊①，烦渴而燥，不思饮食。又有奔走劳碌作务之人，备极辛苦，冒暑应酬，必致四肢困乏，饮食不甘，否②满恶心，烦躁不安，腹痛泄泻，此等只可名为伤暑。伤者，其邪轻，其势缓也。

伤暑治法有三

阴虚之人，其脉虚数，以滋阴补血为主，佐以清暑之味。阳虚之人，其脉微细，以补益荣卫为主，佐以清暑之剂。劳烦之人，其脉缓弱，以调中益气为主，佐以清暑之药。

阴虚之剂

麦冬二钱　干葛　当归各一钱　茯苓七分　人参七分　陈皮白芍各五分　五味子二分　黄连二分　甘草二分

肺主腠理，暑伤肺之元气，故以生脉散益之；热则血驰，以归、芍和之；以黄连、干葛散表里之邪热，总为清暑；以茯苓、甘草、陈皮和脾胃之气，以脾主长夏，扶脾正所以抑

---

① 解㑊（yì 亦）：《素问》曰：尺脉缓涩，谓之解㑊。又可作病名，善食而瘦，谓之食㑊。

② 否：即痞。

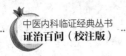
暑也。

气虚者，加人参七分、黄芪一钱。

汗多者，去干葛，加黄芪。

不渴，去黄连。

暑气已清，去黄连、干葛，加木瓜、黄芪。

阳虚之剂

人参一钱五分　黄芪　白术各一钱　当归七分　陈皮七分　藿香
木瓜各五分　黄连二分　甘草二分　香薷二分

以上二剂，拘宜午前后煎服。

人参补宗气，白术助荣气，黄芪益卫生气，故三味为主；
佐当归、木瓜以和血，陈皮、藿香以和胃；臣黄连，使香薷
以清暑。

如痞满，加砂仁五分，去归；如腹胀，加厚朴三分，去
芪；如烦满，加五味子七粒，去藿。

劳役之剂

香薷二钱　扁豆一钱五分　干葛一钱五分　木瓜一钱　陈皮一钱
白术　厚朴各七分　人参　黄芪各五分　甘草二分　生姜一片

午前后煎服。

如呕恶，加半夏一钱，藿香五分，去木瓜、人参、白术。

如泄泻，加泽泻一钱，白术一钱，去木瓜、香薷。

中暑之脉

暑毒所中，元气不能维持，其脉必虚，故中暑之脉多空
大而急疾，或虚软而无根。如沉微而欲脱者死，形神暴脱者
亦死。

中暑现症

卒然昏晕仆地，体热头重，口开手撒，气促而喘渴，齿

燥口干，烦躁不语。自汗，一如中风之状。

中暑治法

时当盛夏，如有途中辛苦之人为暑毒所中，卒然仆地者，不可轻动，即将道中泥土绕脐四围堆起，以旁人小便溺于脐腹，一面将道中泥土以童便乘热调匀，澄清灌服。如牙关紧急，以乌梅擦开，候甦①时抬至静室，方可服药。

中暑之剂

香薷三钱　扁豆二钱　干葛一钱五分　陈皮一钱　木瓜一钱
黄连五分　甘草三分

清水煎，井水顿冷服。

如气虚，加人参一钱五分，减干葛。如烦渴，加知母一钱，减香薷一钱，不必顿冷，可以煎服。

中暍之脉

浮弦而数，数为内有暑热，浮弦则外有寒邪。或沉弦而数，是寒暑交固之候。或浮弦滑数，风暑痰积所干。沉弦滑数，见寒暑食积所停也。

中暍现症

凡人在天地气交之中，天热人之气血亦热，热而有汗者，暑气得以发越，若或避暑于凉亭广厦，兼食水果冷物，外且近风挥扇，表里受寒，致暑抑遏而不散，谓之中暍。暍者，郁遏不通之义，所以心烦躁热，头痛体重，关节痠痛，无汗身热，口渴气急，恶寒畏热，恶心痞满等症，此系本热标寒之病。前人以中暍为中暑，中暑为伤暑，觉混乱而难明，余虽分定，幸高明者订正焉。

---

① 甦：死而复生。

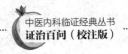

治暍之剂

干葛二钱　防风一钱五分　陈皮一钱五分　荆芥一钱　香薷一钱
藿香　紫苏各五分　生姜三片

煎服，不拘时。

暑郁于内，忌用寒凉，以香薷、藿香辛甘发散之剂以越之；寒郁于外，忌用热药，以防、苏、葛、荆辛甘疏表之剂以解之；陈皮、藿香顺其气；甘草、生姜温其中。

如骨节疼痛，加羌活一钱五分，去荆芥。如痞满，加厚朴一钱。如恶心，加半夏一钱五分，去香薷。如有食，加淡豆豉，以腐熟积食，且能使吐。

问曰：古人以大顺散治静而得之之病，前方恐未为入彀也？

答曰：古方治古人之病，必有效验，留为后规，难言不用。第今人之病。以今日之方。对症医治，未为不可。前例之从古从今，一凭采取。

一 湿 一

问曰：湿之为病，何丹溪独重？又曰：西北方风高，土燥，无湿；东南方地卑，土薄，无燥。二说是否？

答曰：湿之为言甚烦，不及概举，只以平日必有之病分别于后，亦不必辨四方之有无是非。盖湿有有形、无形之别，如阴霾、山岚、云瘴郁蒸，乃无形之湿也；如饮食、乳酪、茶、酒、水果，乃有形之湿也。在天、地、人、物均有此湿，在人不拘内外、表里、上下，皆可受病，更有兼感不一，故丹溪揣摩湿之为病，十居八九，余则除兼症之湿，已见各门外，但以上下、表里之湿分别于后。

表湿之脉

微浮而濡软，按之如棉絮者，湿感于肌肉脉络之中。

表湿现症

四肢烦疼，腰膝酸软，关节肿痛，皮肤浮肿，淫湿多汗，面黄畏风，体重倦怠。

表湿治法

宜燥湿流散，导引经络，流通气血之剂。

表湿之剂

防风三钱　白术一钱五分　苍术　川芎各一钱　羌活　独活桂枝各五分　生姜三片

食远煎服。

脾土喜燥恶湿，以苍术、白术培之者，适其性也；湿淫血脉，以川芎、桂枝疏通；湿流关节，以羌活、独活导引。盖湿从外浸，故用羌、防、桂、独辛热发散之剂，以散表邪，其又风能胜湿之义乎。

如无汗，加苏叶，去桂枝；如痞满，加陈皮一钱。

里湿之脉

沉滑而濡软，湿痰、食积之病，沉弦而无力，浊气在上为䐜胀，沉弱而虚微，清气在下为飧泄①。

---

① 飧泄：亦作"飱泄"。中医病名，指大便泄泻清稀，并有不消化的食物残渣。多因肝郁脾虚，清气不升所致。

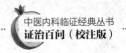
里湿现症

否否胀满，绵绵腹痛，肠鸣作泄，小便不利，恶心呕逆，口不渴而喜香燥之物。

里湿治法

温中开胃，燥湿分利之剂。

里湿之剂

白术二钱　茯苓一钱五分　泽泻一钱五分　陈皮一钱　半夏一钱　神曲六分　苍术五分　甘草二分　生姜三片

空心午后煎服。

君白术者，益脾土以助荣气，臣茯苓、泽泻者，分利水道而湿自化，有湿者多痰，佐陈皮、半夏以消之；食积不化，使神曲、苍术以运之。

如痞满，加厚朴五分，木香二分，苍术五分，减甘草。

如气陷泄泻不止，加防风五分，升麻二分。

如小水不利，加猪苓一钱。

如恶心，加藿香一钱，砂仁五分。

如伤酒、面、茶饮，加白豆蔻一钱，干葛二钱。

上湿之脉

两寸之脉浮而虚缓，按之濡软，两尺沉缓微弱而无力者，湿家之候也。数则为湿热，弦则为风热，滑则为风痰，此兼症也。

上湿现症

头重如裹，鼻息不利言，如在室中出，面浮眼肿，气粗痰结，此至高之湿，必从外感而得。

上湿治法

高者因而越之，故以轻清之剂散在上之湿。肺为天，鼻为肺之外候，此方以清肺利气以肃天气。

上湿之剂

苡仁三钱　茯苓皮　桑皮各一钱五分　陈皮　荆芥　半夏　杏仁　藁本各五分　姜皮一钱

午后煎服。

面目有湿，用苡仁、茯皮者，益脾肺，为子母同气，以此二味专理脾气，使湿气下行也；桑皮、杏仁理肺气，使湿气可散而可降，故以为臣，高者因而越之，以藁本、荆芥使风湿上越；壅者利之，以半夏、陈皮使湿痰滞气下利。

如头重而痛，加川芎五分、北细辛三分，去苡仁。

如气逆痞满，加枳壳五分。

如有风邪加防风一钱，去苡仁。

地气上为云，地中湿气上蒸，而阴霾闭塞空窍，则天为不明，故湿热所化之气，人触之则病湿，凡物遇之则致朽腐，若非疾雷霆电，而阴凝之气不能即散，所以病者必用荆、防、藁本以取风能胜湿，阳升阴散之义也。

下湿之脉

湿滞于下，两尺脉反浮缓而弱者，脾气下陷也。不惟足三阴之脉不能上行，即三阳之脉亦因而陷矣。

下湿之①症

足附光肿，渐至腿膝，行动重著，腰肾如贯重物，泄泻后重，小便黄涩。脾属四肢，如湿热下陷，则臁②腨③间尚有

---

①　之：据本书体例，当作"现"。
②　臁：指小腿。
③　腨（shuàn 涮）：指小腿肚。

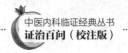

湿火流注之患。

下湿治法

以生阳益气，升清利浊，渗湿清火之剂主治。

下湿之剂

白术二钱五分　防风一钱五分　泽泻一钱五分　苍术一钱　羌活一钱　汉防己五分　生姜二片

空心午后煎服。

问曰：下部有湿，足膝无力，苡仁、牛膝如何不用？

答曰：足附肿者，外则湿从下受，内则脾湿下陷，不能发也。合宜升阳燥湿，故用白术为君，以益土，苍术为佐，以燥湿健脾；风能胜湿，则用防风为臣；清阳下陷，则用羌活为佐；以泽泻为臣，分利水道；以防己为佐，渗下焦之风湿。上药升中有降，降中有升，不似苡仁、牛膝之性，有降无升，使清阳之气反陷也。今人不解此义，凡遇下部有病，气分必用苡仁，血分必增牛膝，不惟不能治肿，而肿愈甚，岂非清气愈陷之明验哉？

如下焦湿久郁而为热者，用酒炒黄柏五分。如元气久虚者，加人参一钱。如中气不顺而痞结有痰者，加半夏一钱五分、陈皮一钱。如自汗，加桂枝五分。

问曰：升阳用羌、防，而不用升麻、柴胡，何也？

答曰：若无形清纯之元气虚陷者，当用升麻升发脾胃之运气，用柴胡升达肝胆之生气。佐参、芪、白术以为补中益气之妙药。今羌、防气辛味厚，能发散有形之湿，不独于下焦有功，即周身之湿皆治。若误用升、柴，反提有形之湿热上冲，能不使人增喘急、浮肿之患哉？

燥

问曰：风寒暑湿得而知之矣，未知燥者在天地间为何气，而亦配于六淫之中，其从热乎？从寒乎？幸详言之。

答曰：《经》谓诸涩枯涸，强劲皱揭，通谓之燥，俱属于足阳明燥金之气，其气在天为凉，在地为燥。盖燥之为病，四时俱有，热亦能燥，寒亦能燥，何也？热主消耗，寒主收敛也。然总不越乎津精血液涸竭为病。夫精血之不足，本五脏之生气先虚，不能化生精血，精血衰少，又不能济养津液，所以成燥。大概虚为本，寒与热为标，所见燥症，各随脏腑之虚实而现，故有表里寒热虚实之不同，今分而主治，庶得肯綮①。

诸燥之脉

脉紧而迟涩者，或虚弦而涩者，此为寒燥。浮主表，沉主里，有力为实，无力为虚。或弦急而涩数，或虚弱而涩数，此为热操。浮主表，沉主里，有力为实，无力为虚。或微弱而细数，或沉涩而不应，此为虚燥也。

表寒燥症

卫为阳，阳虚者，即如冬令严寒，必主水冰地坼②，故血因气寒而凝，液因气寒而燥，以致皮肤干皱，指甲断裂，形神枯槁。其燥在表不在里者，盖因冬令阴寒外越，阳火内

---

① 肯綮：筋骨结合的地方，比喻要害或最重要的关键。
② 坼：原作"折"，形近致误，据文义改。

伏也。试观严冬久晴，血虚之人患此症者，是其验矣。

治表寒之燥

益卫气，肥腠理，和荣卫，温分肉。荣卫之气一和，则津液自润，加之肺气四布，金能生水，可得滋润之性，其燥宁有不愈之理哉？

黄芪三钱　当归二钱　秦艽一钱五分　防风一钱　川芎一钱
桂枝五分　升麻二分　生姜三片

午前后煎服，服后饮醇酒一二杯，助药力以达于皮肤血脉之中。

气为阳，阳生则阴长，以黄芪为君者；益肺气而生表液也，防、艽为使者；地气上为云，清阳发腠理也，芎、归为臣者，补血生液，血主濡之润泽之义也；防风、升麻、生姜①益气以达肌表；秦艽、桂枝和血以润肌肤。

如元气虚，加人参一钱五分；如恶寒，加附子三分。

表热燥症

血脉为荣养百骸，滋润五脏者也。惟其血枯内热，则金燥液竭，而皮肤皱裂，搔之屑起，血出痛楚，指甲厚折，肌肉干劲，筋急而拘挛也。

治表热之燥

补气血以和营卫，消燥火以凉血脉，滋肺金以助水源，发腠理以通津液。

何首乌二钱　生地二钱　麦冬一钱五分　当归一钱五分　知母
菊花各一钱　黄芪生用，五分　薄荷　荆芥各二分　人参五分

参、芪、归、地补益气血而和营卫，故以为主；清燥以

---

①　生姜：原作"姜皮"，据前文改。

知母、菊花；凉血以首乌、生地；滋肺以人参、麦冬；壮水以生地、知母；通达膜里以薄荷、荆芥，兼散郁火。

如大便秘结，加松子肉五钱，另研和服，去黄芪。

里寒燥脉

脉多沉而涩滞，或沉而弦急，此气滞血凝，而虚寒冰结也。其有阴寒固结于下，阳火逼散于上者，当察其六脉，洪大搏急，而症惟畏寒，不渴，即渴而不喜饮，面带红色，气喘痰逆者是也。

里寒燥症

大便秘结难解，及解而不甚燥硬，喜食温热之物，小便清长，面红不热，气促有痰而不渴，此肾水虚寒，坎中无气而冷燥也。

治里寒之燥

肉苁蓉五钱　当归三钱　牛膝一钱五分　杏仁一钱五分　枳壳一钱　肉桂五分

空心煎服。

云腾则雨施，故欲天气下降，必先地气上升，今若水中无气，即为坎中无火。而云蒸之泽不腾，安望皎皎晴空而澍①倾江倒岳之雨哉？其燥有由来矣。今以苁蓉温润之味，补肾中真阳之气，而温水脏，使水气上腾也；又肾苦燥，急食辛以润之，故以肉桂之辛温，滋肾燥；从血液先枯，故以当归之辛润，牛膝之凉润，以滋补之；杏仁、枳壳名为理脉②气，其意实在宽肠而通幽门之结滞也。

---

① 澍：及时雨。
② 脉：据文义，应作"肺"。

里热燥脉

脉必沉涩而数，或短而紧涩，或沉弦急疾。

里热燥症

爁①万物者，莫盛于火，火壮则金衰，而水源先竭，故肺为天，天一生水，天地之气不交，则亢旱而燥。肺为金，金水相生，金为众火所燥，则水穷而燥。肺与大肠相表里，肺燥则大肠无不燥之理，所以现大便秘结难解，坚涩或如羊粪，胸膈痞满，不思饮食，或嘈杂吞酸，肌肤皱揭，筋缩爪枯②，疥癣干癞，种种里燥之症也。

治里热之燥

松子肉五钱　紫菀　归尾各二钱　红花一钱　杏仁一钱　生地一钱五分　牛膝一钱五分

空心午前煎服。

天气不降，金燥水穷，以松子、杏仁、紫菀利肺之气，以润阳明之燥。血能生液，归、地、红、膝，滋肾水之津，以润厥阴之燥。

如口渴，加麦冬三钱、知母五分，去红花、杏仁。

如气虚，加人参一钱五分。

如中宫痞结，加枳壳、杏仁各一钱，去生地。

润肠丸可以常服。金水膏可以兼用。

问曰：屡见燥药必用熟大黄、玄明粉、车前子、郁李仁。今方中不用，何也？

答曰：津精血液枯而生燥，今肺金不能生水，肾精不能

---

① 爁（hàn 汗）：烧，烘烤。
② 枯：原作"桔"，形近致误，据义文改。

生液，心血不能生津，脾阴不能生涎，肝木不能生滋，则五脏皆枯，遂成燥症，其有上下枯燥，传为关格而死者，安得再用硝、黄以伐五脏之生气，用利水以竭肠胃之津液哉？非惟无益而反害之矣。

问曰：燥本火症，如何不用芩、连、知、柏，以泻诸经之火？

答曰：芩、连、知、柏，苦寒之药也。苦以燥之，寒以收之，反耗津液，愈增其燥矣。燥家最忌，医者不可不知也。

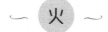

火

问曰：火在天地间，无处不有，无物不具，小则一星，大则燎原，人皆得而知者。独人身中有云少火、壮火、虚火、实火、君火、相火、五志之火、三焦之火、龙火、雷火、阴火、阳火、湿火、燥火、五脏六腑十二经之火、民火、食火，种种火名不一，究竟是火非火？旺则何因？熄归何地？须详悉之。

答曰：火之名，分而悉之则多，总而言之则一气耳。其气随腑脏而命名，亦即随气之虚实、盛衰、升降而现病，所以火之症不同，而火之名亦不一也。然则气有余便是火，一言足以蔽之矣。盖气贵宣通流利，稍有郁滞则诸病丛生，皆为火之变象，非人身真有所为火也。古云：论火者，河间、丹溪至矣极矣，后人不能多赘片辞，故余但以一气概之也。大凡人之生长乎两间，莫不恃气血以维持其性命，所以气不能离血，血不能离气，使气能平缓清肃，一如常度，自然营卫调顺，血脉流通，津精充溢。所谓气血相从，阴阳相和，何火之有？倘使七情抑郁，五志感触，六淫外侵，以致营卫不润，气血变乱，阴阳舛错，即我之真元变而为烁石消金之烈焰，津精血液从此而枯，枯则虚火愈甚，轻为舌破口糜，齿疼目痛，二便秘结，淋渴不清，吞酸呕吐，头风斑疹等恙；重当呕血便血，痰壅气逆，痨热喘嗽，癃闭①，失音诸病；甚至热极生风，风痰内结，必成痰厥、暴中、瘫痪、卒死，种种急症者矣。谁谓火之患小，而可不预为之地哉？今凡虚实、风痰、郁结、燥湿，种种火症已悉，各门不必重言，只以五脏六腑、经络虚实之火治法开后。

心与小肠之火脉

心脉多洪，实则洪大而有力，或沉实而数；虚则微大而无力，或虚大而数。左寸盛为心火，左尺盛为小肠火。

包络与小肠火现症

实则舌破口糜，心烦焦躁，烦渴引饮，小便短赤，便涩作痛，淋漓不通，诸痛疮疡，斑疹痤痱。

包络与小肠火治法

心经实火以苦泻之，虚火以甘寒补之；小肠实火分利之，虚火滋补之。心者，君主之官，神明出焉。君心受病，危在顷刻，所云心病者，心包络受病也。主方列后。

心小肠实火主方

生地三钱　连翘一钱五分　玄参一钱五分　黄连　犀角　薄荷甘草各五分

---

① 癃闭：原作"癃痹"，据文义改。

加灯心二分，或竹叶十片，午前后煎服。

心主血脉，心包络有火者，血热也。故以生地凉血，为君；以连翘散心包络气分之火，为臣；以黄连引经散火，为佐；以薄荷之辛凉散火，为使；佐玄参者，壮水以制火，犀角清火以解毒；使甘草者，以其缓火之势而又泻之也。

如小肠结热，加木通五分以导之；如淋漓浊，加车前一钱以利之；如茎痛，加牛膝、车前各一钱五分以润之，去连翘、薄荷；如斑疹，加荆芥一钱。

心小肠虚火主方

生地三钱　麦冬二钱　黄连五分　丹皮五分，或丹参或茜根俱可

玄参　知母各一钱　甘草三分　灯心三分

午后煎服。

生地补心血，佐丹皮以清包络血分之火；麦冬清肺气，佐知母以滋金水之化源，使金不受克制而反制所不胜之火也；黄连、甘草泻心火；玄参清刑金之火以滋水。方是补中有泻，允成清热之平剂矣。

如小便不清，加灯心、车前以利之。

肝胆之火脉

肝脉多弦，实则弦长而有力，或弦沉而实数；虚则微弦而无力，或虚弦而数；近人迎盛者为肝火，近神门盛者为胆火。

肝胆之火现症

风木之变症，耳疼目胀，头眩掣痛；木郁化火则胸胁刺痛。暴怒伤肝，火炎气逆则阳络伤而吐血；肝血抑遏则瘀血凝滞，二便不通。

肝胆实火主方

防风二钱　柴胡一钱五分　酒大黄一钱　生山栀一钱　胆草酒炒

青皮　甘草　木通各五分

午前后煎服。

木郁达之，则用柴胡火郁发之，则用防、胆，从其性也；山栀、木通屈曲下行，使郁结之火疏泄而下利；大黄、胆草借酒性而达于血脉，泻火以下降；使以青皮之辛苦，泻肝胆结滞之气；以诸药过于迅利，故用甘草缓之。此方正所谓降者必先使其升，升者又欲令其降，滞者泄之，急者缓之，虽泻药之中，原不失升降出入，守中之义也。

如血溢，加白芍一钱；血凝，加川芎五分；血少，加当归一钱；血热，加丹皮五分；如狂言谵语，加玄明粉三钱、大黄二钱；如气郁，加枳壳一钱，或当归龙荟丸主治；如大便不调，加酒芩，去大黄。

肝胆虚火主方

何首乌二钱　当归一钱五分　菊花一钱　牛膝一钱　秦艽一钱
川芎　丹皮各五分

午前后煎服。

暴怒伤肝，肝血少则木燥火炎，以首乌凉润之品消血中之伏火为君；当归、牛膝滋本经之血虚血燥为臣；丹皮、川芎和本经之血郁、血热为使；秦艽、菊花省本经之风热、燥热为佐，是为肝家血虚火盛之妙剂也。

如目昏，加生地二钱；目痛，加连翘一钱五分；如热盛者，加防风一钱五分、羌活一钱，去牛膝；如头眩者，加酒芩五分，

脾胃之火脉

脾部之脉，实则有力，或滑数而弦急。虚则滑数无力，气口脉盛为胃火，神门盛者为脾火。

脾胃之火现症

口干作苦，齿痛头痛，吞酸嘈杂，肠鸣膨胀，呕恶嗳气，痰[1]气塞逆，二便燥结，甚则口疮痛疬，四肢湿毒，遍身脓窠外症。

脾胃实火法治[2]主方 胃火当因其高而清散，脾火当随其势而分利。

石膏五钱　白芍一钱五分　黄连一钱　枳实一钱　升麻　甘草各五分　防风一钱五分

午前后煎服。

石膏甘寒而辛，可升可降，专泻脾胃之实火，故为之君；白芍之酸，甘草之甘，以缓石膏下行之势；防风之辛，升麻之苦，以助石膏辛散之能；用黄连者，清脾胃之实火；加枳实者，泄大肠之结热也。

如齿痛，加连翘一钱五分，去枳实；如头痛，加川芎五分、蔓荆子二分，去枳实、白芍；如大便秘，加大黄二钱，去石膏；胸中痞满，加陈皮一钱。

脾胃虚火主方

茵陈三钱　干葛一钱五分　连翘一钱五分　黄连　神曲　泽泻红曲各一钱　枳壳五分

湿热不化则肠胃不通，郁久发黄，遂成胆病，宜君茵陈，去朽腐而分清湿火以下行；臣干葛，发散胃家之湿热以透表；黄连、连翘苦寒之味，泻诸经之郁火；神曲、红曲酝酿之物，消内蒸之积滞；若泽泻、枳壳者，乃下泄之药，其在利大小

---

① 痰：原作"疾"，形近致误，据医理、文理改。

② 法治：据文例，疑为衍文。

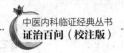

肠闭结之气乎。

如大便结，加瓜蒌一钱以利之；如小便不通，加猪苓一钱以利之。

肺与大肠之火脉

有余则浮弦而数，举按有力；不足则虚浮而数，举按无力。右寸盛为肺火，右尺盛为大肠火。

肺大肠之火现症

肺属金，与大肠相表里，故大肠为阳明燥金，金喜清润而恶燥逆，若本经为火所制，必至气粗痰喘，鼻塞衄衄，咽干喉痒，皮肤皱裂，大便燥结诸症。

肺大肠实火主方

花粉二钱　玄参一钱五分　黄芩　薄荷各一钱　枳壳　桔梗各五分　甘草二分

午后临睡时煎服。

肺为天，其位至高，其体至清，故用轻清顺利之剂投之，使肺气清肃而火易散也。以玄参清刑金之火，以花粉清热结之痰，以黄芩泻中焦之火，以薄荷散上焦之火，以枳壳利气，以甘、桔为舟楫，治火之剂，其庶几乎！

如痰多，加贝母一钱五分；干咳，加杏一钱五分、瓜蒌一钱。

如大便结，加玄明粉、大黄各二钱，去桔梗、花粉。

肺大肠虚火主方

麦冬三钱　紫菀一钱五分　知母一钱五分　干葛　玄参　菊花　杏仁各一钱

午后临睡时煎服。

麦冬之甘寒，补肺以清心火，同知母、玄参功专滋金水之化源；肺苦气上逆，当急食苦以泄之，杏仁、紫菀正以泄肺气，使气衰而火自清耳；高者越之，火郁于肺则鼻息不利，故以干葛、菊花辛凉升发之品，清散上焦之郁热也。

如痰多，加贝母一钱五分、橘红一钱；如胸膈不利，加橘红、苏子各一钱；如大便不通，加松子肉五钱、杏仁五分；如鼻塞，加荆芥一钱；衄衊，加生地二钱、茜根一钱。

肾与膀胱之火脉

肾脉沉实为平，有余则弦大而数，或沉弦而数；不足则微弦而数，沉细不起。

肾膀胱之火治法　壮水以濬①水，升清以利浊，辛以润之，苦以坚之，则气血兼治而补泻同功矣。

肾膀胱实火主方

当归三钱　茯苓一钱五分　泽泻一钱五分　黄柏一钱　知母一钱
丹皮　升麻　荆芥各五分

肾气郁陷于下焦，致湿火并结，而成淋秘、茎痛、腰疼、胕痹诸病，以当归之辛润滋血脉；以丹皮之辛凉散三焦火；以黄柏之苦、知母之辛肃清龙雷之势；以泽泻、茯苓分清湿热，理下焦之痹气；以升麻、荆芥举清气上行，正所谓上窍通则下窍利也。

如小便不通，加车前一钱五分；如血淋而浊，加生地三钱、车前一钱、白芍一钱，去当归。

肾膀胱虚火主方

熟地三钱　知母一钱五分　麦冬一钱五分　牛膝一钱　黄柏一钱
丹皮　车前各五分

---

①　濬（jùn 俊）：疏通或凿深水道。

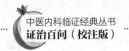

空心午后煎服。

壮水之主以制阳光，故君熟地以补肾水之不足；臣知、麦者，虚则补母之义乎；水涸则三焦之火必盛，以牛膝、丹皮泻之；气闭火郁则成痹痛，以黄柏、车前导之。

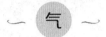

问曰：风、寒、暑、湿、燥、火为天地之六气，则吾既得闻命矣。今请言人身之气何所禀受？因何而病？幸详言之。

答曰：夫天道赋人以三气，上曰始，其色青；中曰元，其色白；下曰玄，其色黄，是即宗、营、卫三气也。故曰人身之气即天地之气，为造化之主，神变莫测，万物得之则生，失之则死者也。《经》又曰：天食人以五气，地食人以五味。五气入鼻，藏于心肺，上使五色修明，声音能彰；五味入口，藏于肠胃，味有所藏，以养五气，气和而生，津液相成，形乃自生。抑知人之气与天地之气无二，为吾身生长之元不谬也。其气顺之为生生不息之机，逆之则灾害并至，夭札随焉。所以《内经》谆谆告诫曰：恬淡虚无，真气从之，精神内守，病安从来。又道藏之含精养神，性通三元，精液、腠理、筋骨坚劲，众邪辟除，正气常存，积累既久，变形为仙也。其如今人不但不能佩服，而且不知留心节省，反恣意斫削，致元气亏而变病，而医者又昧于调理，但知治气之为病，并不分营卫、脏腑、因虚因实之不同，每每用劫夺之剂取快一时，遂致耗散真元，生机渐损，至于不救，正所谓一误再误，良可叹也。余虽庸鄙，谨以五脏之真气发明于后，俾学者知所佩法耳。若营卫者，人身之大阴阳也。概于五胜之中，不必另拈内分气虚、血虚而言营卫也。

诸气之脉

洪大者，阴不足阳有余也，以滋补兼清之剂治之。长则气治而无病，若弦长则为怒气伤肝，当以疏泄之药平之；短则气病，乃气郁不舒，宜以开郁之药化之；数则内热，五心烦热而不宁者，以清补之药安之，脉上盛则气高，高则作喘，须以清润之剂顺之；下盛则气胀，大小便闭而不行，以分利之药通之；代则气衰，脏腑之元气欲脱，不能接续，当补益之药夺之，夺之不能，当与死期；细则气少，以益气之药补之；涩则心虚，心包血液燥而为痛，以开郁补血之药润之。凡气病脉大而渐减者为病退；久而不愈，渐盛者为病进。

心包络膻中之气现症

五脏现症，各门皆备，不必重申，只以五脏真气言之。夫气积于胸中，胸中即膻中也，为宗气之海，心肺统之。其宗气为清纯至高之气，轻清之气与营气并行于十二经脉之中而为脉。若人忧思抑郁，怀抱不舒，志意不畅，宗气失宣发之机，反逆于膻中，否否不快，快快不乐，久之化为郁火，隐隐而痛，迄后遂成噎膈诸症，皆此气之不宣也。

包络膻中之气治法

实则气郁而有余，否结而痛；虚则气衰而不足，否否不宁。实则清之，虚则补之。

包络膻中气实主方

紫菀三钱　贝母二钱　橘红一钱　菖蒲　远志　益智各五分
黄连三分　甘草二分

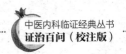
午后临睡时煎服。

肺主宗气，忧愁则伤肺，肺主收引，故气郁而不通，紫菀、贝母清肺气之药，使气清顺而下行；益智、远志、菖蒲调心气而开郁醒神，使无形之结气可散；气滞生火，火郁生痰，以橘红、贝母、黄连、甘草以消有形郁结之疾。

如嘈痛，加黄连五分、当归一钱，去益智、远志。

如膻中痛极，谓之心疝，加玄胡一钱五分、川楝子一钱五分，去黄连。

包络膻中气虚主方

枣仁三钱　当归一钱五分　丹参一钱五分　人参一钱　茯神一钱
远志　菖蒲　益智各五分

午前临睡时煎服

思虑伤神，心脾之营气秘而不运，气逆膻中，怏怏不乐。膻中者，臣使之官，喜乐出焉。心气不足，何以坦安？枣仁、茯神安神为君；丹参、当归养血为臣；人参、茯神育气为使；远志、菖蒲、益智开郁散气为佐。

如气虚，加人参。

肺与大肠之气现症

肺气通于天，凡有所病，于鼻息不清，咽嗌①不利，气闭不散，噎塞而痛者是也。大肠通于地，凡有所病，下迫后重而窘痛，浊气泻泄者，无论虚实，以调气之剂列后，余症尚多，自有本门，不及烦琐。

肺与大肠之气治法

《经》云：高者抑之，使天气降而浊气化；下者引之，

---

① 嗌（yì意）：喉咙。

使地气腾而清气升。

肺金浊气主方

贝母二钱　荆芥一钱五分　苏子一钱五分　杏仁一钱　橘红一钱　薄荷　枳壳各五分

午后临睡时煎服。

肺气专于通调四布清肃之令，本经之气秘而不散，故有前症。贝母、苏子、杏仁顺肺气，气清能顺；以橘红、枳壳利于下，荆芥、薄荷越于上。

如喘促，加桑白皮一钱五分、紫菀三钱，去荆、薄。

大肠清气主方

生黄芪二钱　当归一钱五分　人参一钱　白术一钱　陈皮一钱　柴胡　防风各五分　升麻①

卫气出于下焦，以黄芪益卫气为主；以参、术、当归补营气为臣；气血充，营卫之气有神，兼之升、柴、防风引生阳之气达于腠理，陷下之元气即化为清升矣。

脾胃之气现症

脾胃之病已见本门，今以脾胃之元气表而出之，此气即营气也，营者运也，若天地造化万物之气。人之脾气即造化之气，营化水谷之精微，布于四脏。四脏受水谷之精气，化为津精血液以奉生身不息之用，即于今之服药，或补泻，或升降，或消痰，或发散，全借脾胃之运化以分理于诸经，此气一病，诸病俱集矣。

治脾胃营气主方

白术二钱　麦芽一钱五分　人参一钱　陈皮一钱　神曲一钱

---

① 升麻：剂量脱。

黄芪七分　砂仁　豆蔻各五分　炙草三分　木香二分　生姜一片
大枣一枚

空心午后煎服。

胃为水谷之海，无物不容，脾为转输之官，无物不运，能纳能运，皆脾胃资生之神机也。是方以白术启脾为君；参、芪佐之，以益三才之元气；神曲、麦芽，谷类也，借之以熟腐水谷为臣；香能开胃，醒脾，理气，香砂、白蔻为使。陈、甘、姜、枣皆能助脾，和中气之要药也。

肝胆之气现症

甲胆乙肝为春阳发生之始，万物向华，今人只论肝木有余，肝无补法，必以克削为事，不知发生之气先伐矣。唯东垣悟此理，以补中益气、升阳益气之药，而救千载之弊。本经之病各见本病，只以调气、达气之药，以治本经郁陷之气为病。

治肝胆之气主方

当归二钱　陈皮一钱五分　柴胡五分　升麻三分　川芎　人参
白术各一钱　甘草二分　生姜一片

空心午前服。

睡则血归于肝，肝得血而滋养，春升之令得生，芎、归滋本经之血，参、术益本经之气，升、柴助其生发，陈、甘和其运用。

如两胁作痛，加楂肉一钱五分、木香一分；如两膝重坠，加羌、独活三分。

肾与膀胱之气现症

肾为生气之源，天一生水，水者至阴之气，即地气上为云之气也。子后一阳生，此气必生，生则透于高巅，化而为精髓，故脑为髓海，此气一竭，精液日枯，今人惟知肾属水，但认其有形之水，一味甘寒滋补，未达其义。古人谓呼吸之主，三焦之源，良有以也。凡肾与膀胱之病，各见本门，今以益气附后。

治肾膀晚之气主方[①]

人参二钱　熟地一钱五分　茯苓　山药各一钱　泽泻　丹皮　山茱萸　肉桂各六分

黎明空心时煎服。

肾脏所主者，真气也。故以人参益元气为主，熟地壮水，山茱填精；水无土不蓄，故茯苓、山药以培土；丹皮裨三焦之生气，肉桂益水中之生阳。有土则水蓄，有精则水壮，有火则气腾，有气则水升。《经》云：地气上为云，云出地气是也。

补肾气之药

杜仲　补骨脂　鹿茸　远志　人参　茯苓　山药　菟丝子　五味子　益智　磁石　枸杞　附子　山茱萸　肉桂　紫河车　沉香　砂仁　沙苑蒺藜

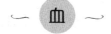

问曰：前文云：气乃天地造化之元气，已悉之矣。夫血之所生，有云心生，有云脾生，有云气为卫、血为营，营卫

① 方：原作"治"，据文例改。

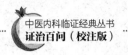

即气血，其说果否？

答曰：气血，后天之阴阳也。人有三气：宗气者，天气也，出于胸中；卫气者，地气也，伏于至阴；营气者，运气也，出于中焦。此三气禀三才，人之生气也。然血之生，亦必本于五谷精微之气，故《经》云：食气入胃，浊气归心，淫精于脉。脉者，血也。又云：中焦受气取汁，变化而赤，夫是之谓血也。又云：中焦亦并胃中，出上焦之后，此所受气者，泌糟粕，蒸津液，化为精微，上注于脉，脉乃化而为血，以奉生身。是营气以生血也，非血为营气之谓也。

或曰：上为乳汁，下为月水。何上行为乳则白，下行为经则赤也？

答曰：天地人身之造化，阴阳互为其根，血本五谷之精微，所云取汁变化无疑。若下归于冲脉，冲为血海，血海禀丹田至阳之气而化血，所以血色则红。若上溢膻中宗气之海，宗气统于肺金，乳房为阳明胃腑所络，故乳色不及变赤而为白也。其阳中有阴，阴中有阳之谓乎。

或曰：人所患诸病之血，血从何止？血从何来？所谓引血归经，如何引去？请悉其义。

答曰：气为生阳，血为死阴，统运血脉周流全体者，营气也。故《经》曰：营行脉中。又曰：血从气配，气溢血溢，气陷血陷。是以怒则气逆，甚则呕血。所谓引血归经者，非谓引已离经之死血复还本经，唯调和气血，使好血各有所归，不致下渗上溢，此即归经之义。

或曰：若言血从气配，如何又有三焦火盛载血妄行之说？

答曰：人惟知气逆火升，血始逆上，不知血在脏腑，另有膈膜隔定，其血不能渗溢。若膈膜者极薄、极脆、极燥，凡有所伤则破，破则血出矣。故云：阳络伤，其血上溢；阴络伤，其血下渗。已伤之膜，若再复伤，其吐必多矣。凡治血症，先知此义，治之易已。膈膜所伤之处，若有所瘀凝塞滞，血来则缓。若虚火一发，胃气上冲，攻破凝结之处，则血来必如潮之涌，自觉有声，彼时喘息不定，面如醉酒，烦躁不安，心神惑乱，此皆龙雷之火为患。少刻火退，神清面白气平，血亦渐止也。能知此义，治血有本矣。今以一切症治开后。

诸血症之脉

寸脉盛者，血必上溢；尺脉盛者，血必下陷；两关盛者，呕吐不已。凡所见阴火上冲，必有芤数之脉。芤者，空大之象，因虚火附于血络，其脉故大，以其失血，经络已虚，其脉故空。空大者，浮数而无力之候也，凡失血之脉，喜其微弱平缓，如急疾弦数而搏硬者，难治矣。

咳吐现症

咳血者，因咳嗽而见血。或干咳，或痰中见血丝、血点，或一口两口，气急而促，此皆肺体自燥，又为火制，咳伤血膜而血随痰出者，以清补之剂多服。若脉弦、气促、声嘶、咽痛者不治。此症若非静养，难以回春。

治咳血之方

麦冬三钱　生地二钱　阿胶　贝母　知母　紫菀各一钱　百合五分

午后临睡时煎服。

麦冬、知母清本经之燥火而润肺止嗽；阿胶、生地清血中之火而止血；贝母、百合、紫菀清肺中浮逆之气，以缓痰嗽。

如火盛，加玄参一钱；如血不止，加白芍一钱；如气急，

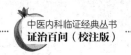

加桑皮一钱，增紫菀一钱；如气虚，加人参一钱五分。

此症非独煎剂可治，必继金水膏、琼玉膏、固本丸兼服。

咯血现症

不因咳嗽而咯出者，谓之咯血。或黑或紫或黄，如咯一口或两三口，此心包络受伤，随气逆火炎而咯，或随痰嗽而咯。病本劳烦思虑，非一日之所伤，宜固本养神、清热和血之剂。非百日之调摄不能愈也。

治咯血之方

生地三钱　麦冬二钱　枣仁一钱五分　茯神一钱　白芍一钱　山药　茜根各五分　莲肉五个

午后临睡时煎服。

血热则妄溢，以生地补血凉血，兼清包络之火；白芍和血以敛之；茜根止血以凉之。血虚则心不清、神不宁，故用麦冬、枣仁，若山药、莲肉者，守胃气以育心气耳。

如内热，加玄参五分、知母一钱；如气虚，加人参一钱五分；如血虚，加当归五分，去茜根；如不寐，加枣仁一钱、龙眼肉一钱，去茜根、白芍。

朱砂安神丸、固本丸可服。

呕血现症

呕者，有声有血，一连数口而呕，呕则一二茶钟，其色或黑或紫或鲜红，此胃经之血也。胃为多气多血之腑，生血之乡，病因纵饮伤胃，或喜食姜椒、煎炒炙煿[1]之物所伤，正所谓阳明胃络膈膜受伤，从气火而呕逆，宜忌盐、醋、糟物、海味、热物，又宜高枕坐卧，不使气逆，如此七日，大

---

①　炙煿：原误作"炙煿"，据文义改。

势方定。以后方调理可愈，愈后三年不发，方为全愈。若不能如前谨慎，一有所伤，则不时屡发，必增咳嗽诸症者，不治。

治呕血之方

生地五钱　白芍二钱　知母一钱五分　茜根一钱五分　干葛
玄参各一钱　甘草二分　藕节一个

午后睡时煎服。

阳明胃络受伤，膜破而血妄溢，必用生地泻火凉血为君，甚则以童便、生地捣汁和服更妙；芍药之酸、茜根之寒可以止血；玄参、知母清三焦之热以分其炎炎之势。

如血不止，加山药一钱；如血止，加麦冬一钱，去干葛、茜根、藕节；如火已清，加麦冬一钱五分，茯苓、山药各一钱，去玄参、茜根、干葛。

金水膏宜服。

吐血现症

吐者，独有血而无声，一吐则数碗倾盆，大块或紫黑或鲜散，此肝经之血也。盖肝统诸经之血，为多血之脏，病本怒气伤肝，或暴怒，或郁怒，或负重伤力，或疾走、斗殴内伤而发者，不宜速止，止则使败血瘀积，亦不宜攻逐，复伤血络，只宜后方从容缓治，以和平之剂调理自愈。

治吐血之方

白芍二钱五分　生地五钱　茜根一钱五分　玄参一钱　花粉一钱
车前五分　山栀炒，五分　藕节一个

午后临睡时煎服。

吐血必因所伤，吐血既多，则三焦之火必长虚而上附，故用芍、地以和血凉血，兼平肝木。茜根、藕节以止血消瘀，玄参、花粉以清热，车前、山栀以泻火，如是则火清血宁矣。

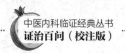

如大便秘结，以润肠丸行之；如中脘作痛，必有瘀积，加山楂肉二钱，减山栀、生地各一半。

滋补济阴丸可以常服。

衄血现症

春善病鼽衄者，春气上升也。足阳明胃之脉从鼻之两旁交頞中起，下引至两乳，直下两足次指之端。因气逆而血热，遂有鼽衄之病。白者属肺经为鼽，红者属胃经为衄。凡酒色过度，阴虚火盛者有之，须清金化热，壮水滋阴。久而不愈，必至虚眩喘急而死。

治鼽衄之方

麦冬三钱　生地二钱　知母一钱五分　天冬　熟地　车前各一钱　玄参　牛膝各五分

午前临睡时煎服。

以青布印凉水先贴眉心，以遏上壅之势，戒酒色百日。

金水子母同病，以二冬二地滋补化源；玄参、知母清至高之火以保肺；牛膝、车前顺气下行以分炎上之势。

如血不止，加白芍二钱五分、茜根一钱，去熟地、天冬。

金水膏、固本丸可兼服。

便血现症

便血有远近之分。先血而后粪者，大肠之肠风脏毒痔疮之血也，此阳明热毒所积，以清凉解毒之剂主之；若先粪而后血者，冲脉之血，足厥阴肝经主之，谓之结阴便血，以甘温之药补气和血，使有所统运方止。日久不愈，面浮肢肿、喘息、脾泄诸症悉至矣。

治大肠便血之方

生地三钱　防风一钱五分　秦艽一钱五分　槐米一钱五分　黄

连一钱　乌梅肉　升麻各五分　甘草三分

空心午前煎服。

大肠之结热，以生地之甘寒为君；秦艽之苦寒为臣，因气陷而血渗，以防风之辛为臣；升麻之苦为使，使气上达，乃血随气配之义；槐米之苦寒为佐，乌梅之酸涩为使，以止大肠之血；甘草和诸药之升降，各得专功。

治结阴便血之方

生黄芪二钱　人参一钱五分　山药一钱五分　防风一钱　茯苓一钱　陈皮五分　炙草二钱　炮姜灰五分　荷叶蒂一个

血为阴，附生阳之气而营运，故以黄芪为君，人参为臣，益气以摄血归经；山药为臣，茯苓为佐，实脾土以防血之下渗；防风、荷蒂助其春升之气；陈皮、甘草、炮姜益其阳和之性，不使阴结虚陷。

溺血现症

溺血者，小便解血。病属房劳过度或喜服助阳之药，所谓阴络受伤，其血下渗。轻则少而易治，重则解时极多，甚有大块涩痛而难解者，日久则形枯色萎，饮食减少，喘急虚眩，行动不能，与死为邻矣。须静养百日，绝欲一年方愈。

治溺血之方

熟地三钱　麦冬二钱　白芍一钱五分　真阿胶一钱　知母一钱　山药　茜根各五分　生甘草二分　藕节一个

早晚空心服。

肾主二便，开窍于二阴。若房劳不谨，内伤阴络，故有溺血之恙，必借滋阴壮水熟地为君，知母、麦冬为臣，和血凉血；须白芍、茜根、藕节、阿胶，皆止血之药；山药、甘草，固中气以和脾。

如痞满，加陈皮五分；如内热，加玄参一钱；如阴茎时痛时止，溺管胀痛，加知母五分、黄柏一钱；如气虚，加人参一钱五分；如血止，去茜根、藕节。

瘀血现症

有所斗殴跌仆，负重远行，或即发，或久远而发，发则乍寒乍热，所伤之处或肿，或青，或痛不可按，以后方和血止痛。

治瘀血之方

苏木三钱　延胡索　归尾各一钱五分　桃仁　红花　枳壳各五分　乳香　没药各二分

空心煎服。

虽欲行血消瘀，前方可为平正，不妨多服，庶胃气不损而可愈。十分攻逐，故病未已，新病复起，慎之。

问曰：和血之药于芎、归、丹皮，清火之药于芩、连、知、柏。古人必用，而前方竟不用，何也？

答曰：芎、归、丹皮气味辛散，能上窜而动血，若血寒而凝者，借之统运则可，前方皆凉血止血之剂，故不用耳。凡失血之症，以甘寒之剂和之自止，止血不难，惟生血为难，若泥用苦寒，先伤脾胃之气，多致生机日损，传为虚怯，可不慎欤？

问曰：今见所吐或紫，或黄，或黑块，非瘀积凝滞之寒血邪？

答曰：血之初来者，其色鲜红而散，少停一二时来者，其色略紫而凝，若间半日或一日，瘀积而成者，其色黑，其形结块。若吐尽之后犹有有余未尽之血，后来者其色淡，或糖色，或粉红色血丝，此非瘀血论也。若果久败之瘀血，其形如败酱，绝无血意者是。

问曰：常见血症服寒凉不效，竟服姜、桂温补之剂而愈者，其故何也？

答曰：呕吐便血，须看病人阴阳气血之别，如阴虚血虚则用甘寒之剂以清补下导之。如系元气虚脱，失于统摄，或宗、营、卫三气皆虚，但有降无升则为便血结阴，但有升无降则为呕吐咳血，宜归脾汤加减主治，此阳虚之剂。更看病人面色，黄白而无神，脾胃必虚薄而不调，出言懒怯，六脉微弱而少神者是也。苟不用甘温之药，徒用生地、知、冬，不亦谬乎？阳虚脱血倾盆，斯时也，有形之阴血不能速生，几微之元气所当急固，用人参一两煎汤救之。

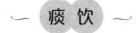

痰 饮

曰：痰之为病，病之为痰，痰何从生？病何从至？

答曰：国有良民，有乱民；人有正气，有乱气。若脏腑平，阴阳和，其气皆正，各循常理，水谷精微之气变化血液，以奉生身；若不善调摄，脏腑不和，阴阳交错便为乱气。气乱则有乖常度，致精微之气为积，为痰，为饮，为癖，诸病从此而生，气血从此而损。人但知以药治病，而不知致病之理，所以因治病而病愈增。若言消痰一法，今日消而明日复生，又将何如？

问曰：既因气乱而生病，复因治病而气乱，终无平日矣，何法治之？

答曰：人有虚实，病有缓急，治有标本，无论病之新久、轻重，必欲究竟的确，定方施治。大义以固元气，守性命为主，然后治病。病始易愈，而元气不伤，若泥于治病，不顾元气，气愈乱而病愈甚，频于危矣。譬之用兵，惟治为主，不念良民，反欲残害地方，则良民不能安其身，势亦必至为乱民矣。盖痰之为病，下文可得备悉，今以各门平治法疏方，以便调治。

痰症之脉

浮大而滑者为风痰，濡软而滑者为湿痰，浮紧而滑者为寒痰，洪数而滑者为火痰，沉实而滑者为食积痰，浮弦而细滑者为痰饮，微弱而无力者为气虚痰，虚数而无力者为血虚痰，空大而无力者为水泛为痰。

痰饮现症

饮者，非痰也。痰则浓厚稀薄黏滞者也，饮状如水，其形不一，所以古人有五饮之别，今列于后。

溢饮者，满而溢也，其饮积于胸中，不能久留，满则必溢，溢则必吐，吐出一二碗，复停数日或数日溢满，复出者是也。

悬饮者，虚悬流走不定之义，随气上下出入者也，必或头眩，臂痛脚重，肢体痠疼，背胀，久则有浮肿诸病，分上下而治之。

支饮者，如分干分枝而旁流曲引，别渗腰背胸胁，闭血脉之中，牵引而刺痛，或窜痛，或寒痛，或热痛，或午寒乍热，以疏散分渗之药治之。

伏饮者，饮伏于膜原、经络、骨节隐曲之地，为疼痛，为麻痹不仁，为肿胀诸病，药力难到，必以攻逐之剂利之。

留饮者，即积饮也。积于肠胃之外空隙之地，中下二焦，辘辘有声，为恶呕、否满、吐酸、泄泻诸症。凡治饮之法及攻饮之方，书中尽载，不必重赘，只以平常本等之方，附后以备采用。

治饮之方 盖致饮之因，亦不外于脾胃之营气先亏，不及健运，而肺又复不足，失于输化，方成饮病。病名不同，受病则一。后方只以调气为主，佐以分潴诸饮之药，庶标本、新久皆有裨益。如欲攻逐，照下文古方古法，量人虚实而权用。

茯苓三钱　半夏二钱　橘红一钱五分　车前一钱　桑皮一钱
前胡五分　生姜二片

午前后煎服。

如溢饮，加白术一钱五分、枳壳五分，去前胡；悬饮在上，加天麻二钱、荆芥一钱、菊花一钱，去桑皮；若在下，加泽泻一钱、车前五分、苡仁二钱，去前胡；支饮，加前胡一钱、白芥子一钱、柴胡①；伏饮，加羌活一钱、苍术一钱五分、前胡一钱，去桑皮；留饮，加白术二钱、苍术一钱、防风一钱；如病久而元气不足，形神萎弱，饮食不甘，五饮之症减，加人参一钱五分、白术二钱。

诸痰现症

痰字从火，炎气之盛者也。亦有气先滞而后精微之气反凝结为痰，随脏腑虚实表里，致病不一，故有八种名色，治法不同，总不外乎气为本。风痰列在中风、伤风门

湿痰者，因脾土薄而不能渗湿，外则体肥、多汗、倦怠；

———

① 柴胡：剂量缺失。

内则中满，肠鸣，泄泻，以渗湿分利为主。寒痰者，阳气先亏，表里不能护卫，遇外寒而痰喘，里虚不能健运，多痰饮而否满恶嗽，以温中益气散寒为主。火痰者，金为火制，津液结而为痰，大便结，喉干，以清顺之剂治之。肺因脾胃先虚而生痰者，其痰色不一，稀薄无神，形神萎弱，宜补益元气为主。心虚血少、阴虚火盛生痰者，口干、咽燥为热，必咳久而方有浮痰，以滋补为主。肾经元阳不足，水不归源而泛溢为痰，以肾气丸补逐之。

治痰主方

茯苓二钱　半夏一钱五分　橘红一钱　甘草二分　生姜二片

午前后煎服。

二陈汤，治痰之准绳也，四味为主，各照门类，加减分治。

湿痰，脉来濡细，沉而微滑，加白术一钱五分、苍术一钱、泽泻一钱。

寒痰，脉来浮紧，为表受寒，加防风一钱、前胡一钱五分、桂枝五分。如脉来沉迟而滑，为里受寒，加姜、桂各五分、苏梗、桔梗各八分、生姜二片。

火痰，加贝母一钱五分、花粉一钱、桔梗七分、枳壳五分、瓜蒌仁五分，去半夏、生姜。

食积痰，加枳实、麦芽、神曲、白术、香附、砂仁、山楂、莱菔子之类，减茯苓；气虚生痰，加参、术、芪、炙草；血虚生痰，加生地、麦冬、贝母，去半夏，生姜、陈皮减半，甘草全减；如肾虚生痰，加熟地三钱，泽泻一钱，人参一钱五分，牛膝、车前各一钱，去半夏、生姜、甘草。

问曰：近今为嗽定有痰，有痰亦必嗽，前方只言痰而不及嗽，何欤？

答曰：有痰者为嗽，无痰者为咳，故嗽必因痰而致嗽，所以专于治其痰，而止嗽之义亦在其中矣。凡咳虽曰无痰，然亦或有，必因嗽而后出，出则痰亦甚少，因不为痰而始咳耳，故另有咳嗽门，以备后人参考。

久缓之病，宜服膏丸，后学当合而用，兹不多赘。

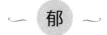

问曰：郁者，气郁也。气郁为病，如何后有气、湿、血、火、食、痰六郁之分？

答曰：郁者，抑郁而不通达宣畅之谓，遏其启发之机，故有六郁之病。如天地之气不得交通，则万物不施，甚则灾眚①反制。此言六郁者，言其末，未得其本也。

问曰：古今方书论治郁之道，无非开郁消导，何并未言本乎？

答曰：假如天地之正气不和而郁，必致淫雨亢旱，灾荒疫疠诸变生焉。若人情志抑郁，怀抱不舒，意兴不畅，则生机遏绝，此性情间病，而精神气血亦无不受病矣。所以营卫不调，三焦不利，肠胃癥膈而诸郁生焉。不得其本而专于治郁，每见始于倒饱、吞酸、嘈杂，渐至噎膈反胃之病，不可挽回，故方书所载者论其末，余独言其本。

---

① 灾眚：灾殃，祸患。

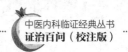
问曰：郁既为情志之病，不当复有六郁之症矣。从本则无末，从末则无本，本末之说有所别乎？

答曰：凡病必有致病之因，所以有本有标，故治法亦必从乎标本。然其中有本而标之、标而本之之法，须衡其缓急以施治也。今以七情抑郁为本病，以致五脏之气不和，方显六郁之标病。如郁怒则伤肝，肝木之气不能条达，则为气郁；悲哀则伤肺，肺金之气不能通达下输渗利，则为湿郁；谋虑则伤神，胞络之火不能宣明敷畅，则为火郁；重食则伤胃，胃土之气不能营化消磨，则为食郁；暴怒则伤肝，冲脉血海不能统运循经，则为血郁。先从情志不和，方有六郁之病。即欲开郁，必先调和性情，以照顾本元。凡治郁之药，毋使辛热香燥，劫夺元气，消耗血液，致成关格之病，所谓不治已病治未病也。

问曰：既以情志抑郁为本，六郁变病为标，治法当如何？

答曰：情志者，神思意想，本属无形之妄念，非药饵可疗，当以情遣。《经》云：怒胜思，悲胜怒，喜胜悲，恐胜喜，思胜恐，各以性情而制之。所现六郁之症，前人方法已备，予以鄙见立方，各门对病加减，以助酌用。

六郁之脉

七情六郁，其脉必沉涩而弦数，各随症而现脉。如六脉沉弦，气郁也；沉数，火郁也；沉滑，痰郁也；沉弦涩数，血郁也；沉实弦滑，食郁也；沉涩弱软，湿郁也。

六郁现症

气郁则三脘否痛胀满，两胁掣痛，嗳气吞酸。湿郁则呕恶欲吐，周身肿胀，肢节重着，关节酸疼。血郁则心坎窘痛，不碍饮食，膈间如物所碍，大便偶有坯血。痰郁则咽嗌不清，有核所阻，胸中不顺，气来喘促，有痰凝滞。火郁则嘈杂醋心，郁冒心烦，口苦舌破，皮寒骨热，小便短涩而赤。食郁则三脘膨胀，恶食倒饱，吐酸嗳腐，脾泄殥泄不止。

六郁主方

山楂三钱　橘红一钱五分　贝母一钱　神曲一钱　山栀五分
红花五分

虽有六郁之别，不外一气之郁。凡辛香燥热，始终所忌。故以楂肉为君，有疏滞和血，能消阴分之障碍；贝母、橘红为臣，诚有开郁化气消痰之力；神曲为佐，化食积而消湿热；红花为使，消瘀血而活经络；山栀为使，平肝清热，导火开郁。六味不偏寒热、克伐、辛散，不伤脾胃之营气。

气郁，六脉带弦而沉，加香附一钱五分，砂仁一钱，豆蔻、柴胡各五分，去红花、贝母。

湿郁，六脉涩软而微滑，按之无力，加苍术、泽泻、茯苓各一钱，防风一钱，生姜一片，去山栀、贝母、红花。

血郁，两关之脉沉涩而弦急，加桃仁、抚芎各一钱，去山栀、贝母。

痰郁，寸关之脉沉滑而数，加枳壳一钱、桔梗五分，去红花

火郁，寸关之脉沉数，加黄连、柴胡各一钱，山栀五分，去红花。

食郁，两关之脉沉弦而实滑，加枳实、半夏各一钱五分，厚朴五分，生姜二片，去贝母、红花、山栀。

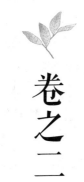

卷之二

～ 发 热 ～

问曰：发热恶寒，二者必兼，分为两门，其有说乎？

答曰：发热恶寒，系传经热症另见。今之所言热者，由感冒而发也，为邪轻浅，只怯而不恶，故可与杂症发热合论。然诸病兼热者尤多，又不在此例。

或曰：既云感冒只应怯寒、体冷，何反发热？既热，则当用凉剂清之，何又用辛温之药，仍散其寒者，抑有说乎？

答曰：卫气者，阳气也。卫护皮毛，诸邪不得侵也。虚则腠理不密，邪方得而伤之。或因时气受寒，或因形寒受病，此时邪在皮毛之间，使卫气抑遏于肌表之内，不得透达，则邪正相争而为热。热后寒邪渐深，则脉络凝泣不通，致遍身拘急，或酸，或痛，怯寒无汗也。用辛温之剂，不独助阳气，以疏泄在表之郁热，即凝涩之血脉，亦得温散之气，以变为汗液而透发，则邪从汗解，其热不治而治矣。

或曰：前云杂症发热与感冒者，亦有别乎？

余曰：发热不独外感，仍有内伤，故不可与伤寒同例。凡阴虚、阳虚、劳烦、郁热，均有此热，但热有内外，即寒有表里，似是难明，必当体切，庶无实实虚虚之咎，故详识之。

外感寒邪发热现症

外感寒邪只在肌表，惟太阳膀胱一经受病，故曰轻浅。外症头痛身热，肢体痠疼，怯寒无汗，饮食有味，人迎脉浮紧，不过一二日，微汗而愈。

治感冒发表之方

防风三钱　羌活二钱　苏叶一钱五分　豆豉一钱五分　陈皮
川芎各一钱　甘草二分　生姜三片　葱头一个

煎十分热，服不拘时，随以二服继之。服后或汗，或吐
皆可。

寒邪客于肌表，非苏、防之辛散不得解；寒邪郁于太阳
血脉之中，非芎、羌之辛温不得达。得葱、姜之助，在表之
邪无不越。但方感冒，胃中岂无停滞？惟不因饮食而病，故
但主疏解，而以豆豉、陈皮、生姜和中腐化，以助脾健运，
不独有积滞可消，而汗液亦易于透发也。

凡服表剂无汗，不妨再服。若两剂不汗，其元气必虚。
盖汗为气血之液，虚则津液内竭，汗不得作也。当吃稀粥一
碗，以助脾胃之元气，使营运透达，汗液乃生。

感冒一症，每每忽于轻浅，兼之饮食不节，以至为重。
故养生者，毋论病之大小，宜早为调治也。《经》云：善治
治皮毛，其次治肌肤，次则治经脉，又次治六腑。六腑者，
半死半生。若传五脏，未有不死者也。

内伤饮食发热现症

饮食内伤，是脾胃受伤也。故气口之脉紧盛而浮滑，胃
脘否胀，嗳腐吞酸，呕吐恶食，头不疼，只热而不寒，与外
感不同。宜导化饮食，治法在内伤本门。

内伤劳力发热现症

左右之脉虚弦无力。因负重行远，劳筋伤骨，寒热往来，
周身痠痛，自汗，倦睡，头不疼，不恶寒，饮食无味。治法
在内伤本门。

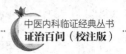
阳虚发热现症

阳虚者，元气虚也。六脉空大无力，微热，自汗，热在子午之分，交阴即止，恶风怯寒，神色虚痿，头不疼，饮食无味，治法在虚损本门。

阴虚发热现症

阴虚者，血虚也。六脉虚数无力，热在午后子前，饮食有味，不头疼，不恶寒，神采焕发，唇红，烦渴。治法在虚损本门。

郁热现症

郁热者，热郁于内而肌表如故，或时有乍寒乍热之症也。其始必因微邪，热在经络血脉之中为轻，日久失调，遂成内蒸，销烁真阴，与血虚内热并病，则传为劳瘵、劳嗽，每见此症，死者甚多。故人万不可忽为微热而不早治也。其脉虚弦涩数，短疾无神，或浮或沉。用后方加减以杜后患。

治郁热之方

当归二钱　干葛一钱五分　秦艽一钱五分　川芎一钱　柴胡一钱
陈皮　丹皮各五分　甘草二分

热郁于血分，其血必虚。以当归为主，补血而活血，佐川芎之辛以散之，丹皮之凉以清之。三味虽同血分之药，补而不滞，使郁热能清，兼火郁发之之义。干葛辛甘发散，专清肌表，为臣。于秦艽、柴胡俱有清散之功，即升阳散火之谓。使陈，甘者，调中和气也。

如咳嗽有痰，加贝母一钱五分、知母一钱，亦能开郁清热。减去川芎、丹皮，以防嗽血。

如胸中否结不舒，加苏梗五钱，煎汤代水以煮药，是取疏利之义，而不偏于香燥克伐也。

烦热现症

烦热者，烦躁不宁也。心不宁为烦，身不宁为躁，良由血少液枯，肾衰水涸之故。症见内热烦渴，神昏躁妄，皆由劳烦过度，谋虑伤神而致①。脉必虚数无力，以后方清补。

治烦热之方

麦冬三钱　生地　枣仁各二钱　知母一钱五分　人参　茯神各一钱　五味子三分

不拘时煎服。

麦冬、五味、人参，生脉散也。生津液而补接元气，同知母以清金水之化源。烦热者则神不宁，心血必亏，以生地、麦冬、枣仁、茯神补血安神。

如火盛，加黄连一钱、甘草三分，以泻火；如不寐，加枣仁三钱、龙眼肉一钱、人参二钱，以安神；如血少，加归身一钱五分、龙眼肉一钱，以养血；如烦渴，加黄连五分，竹叶二十片，以清火。

劳热现症

劳热者，热在骨髓，是为痨热也。本肾经虚损，水竭精枯之候，所以有咳嗽痰红，肌消色萎，唇红颧赤，暮热朝凉，遗精淋带，梦与鬼交种种诸症。六脉虚数弦急，或涩弱芤数。治法在痨瘵本门。

上八种各有本门详注方药，总属发热，故类于此，次别其症。

---

① 致：原作"至"，据文义改。

～ 恶 寒 ～

问曰：恶寒者，体热而恶寒邪？体寒而恶寒邪？抑因外感而恶寒，内虚而恶寒邪？请详悉之。

答曰：此论恶寒，非时论①严寒之气而恶者。若有所伤之象，可曰真寒，亦名为假。总由内发，不因外得者也。若属外寒，即当现头痛，体痛，呕恶，发热之症矣。

问曰：果无真寒，何恶之有？

答曰：阳者，卫外而为固也。卫气起于至阴之下，其性慓悍善运，不与宗、营二气同行经隧之中，而独行于皮肤分肉之外，昼行阳二十五度，夜行阴二十五度。外护毛皮，肥腠理。虽有疾风苛毒，不能为害。若卫气自虚，元阳不足，则腠理本无风寒，而若有所触，畏怯不前，此为阳虚恶寒，是为真寒。急宜温补元阳，以助卫气。

另有脏腑亢热，肺金受克，而反兼水化。内本燥热，外现假寒，是为阳盛格阴之症，宜用滋阴清散之剂。此二症庸医易误，真阳已亏，更加表散，邪热内炽，辛温妄用，立见其弊也。故余特表出，以诏后学云。

阳虚恶寒脉症

阳虚之脉，必沉细而微弱，无论浮沉，按之无神，独不带数者是也。体凉面白，头不疼，口不渴，洞房重帏无风亦怯，心虚惊悸，胆怯多疑，自汗，无寐，神倦懒言，饮食如

---

① 论：燕贻堂本作"令"。

常，喜热恶冷，皆系元阳虚极之症。在天谓之严寒，在人谓之真寒，非大用温补不治。

治阳虚恶寒之方

人参二钱　黄芪炒，三钱　白术一钱五分　当归一钱　附子肉桂各五分　甘草炙，二分

空心午后煎服。

宗、营、卫三气，分之则为三，合之则仍一。一者，元气耳，虚则皆虚，故以四君子之甘温，补益三焦之元气为主；以桂、附之大热，温补元阳，以充少火，所谓形不足者，温之以气是也。气病而血脉未有不病之理，故少加当归以和血，此阳根于阴之义。

如自汗，多以桂枝易肉桂，加麻黄根酒洗以敛之；如心胆怯弱无寐者，加枣仁、茯神、远志以宁神定志。如膻中气逆，否否不快，脾虚胃薄，浊气不分，饮食减少者，加茯苓一钱、益智仁五分、木香二分、炮姜五分，温中醒脾，以化凝浊之气；如大便泄泻，加煨肉豆蔻一钱、茯苓一钱、白术一钱、肉桂五分，去当归之辛润。

脏腑热极恶寒脉症

亢则害，承乃制。火位之下，水气乘之。凡脏腑实热或虚热，不清其热而反兼寒化者有之。有渐渐恶寒之象，然见风寒，亦未必如阳虚之畏怯。或初则恶，而久自平常。其症躁渴饮冷，大便秘结，小便短涩，痰嗽，咽干，口破，目赤，六脉洪大或沉数。按之有力者，为实热。如阴虚血少，脉必涩数无力，虽有恶寒之外症，惟从清散诸热为主。后方借火郁发之，金郁泄之之义。此症总由阳邪内亢，逼阴于外，内热外寒，辛温大忌，甘凉自安，医者又当临症详辨者也。大

凡因火、因热而外兼恶寒者有之。

治内热恶寒之方

干葛二钱　贝母一钱五分　前胡一钱　连翘一钱　黄芩一钱

薄荷　桔梗各五分

肺位至高，今肺受火克，当因其高而越之，故用葛根、前胡、薄荷轻扬之剂，以宣发也。肺主气，肺病气亦病，故以贝母、桔梗顺气以兼清，则痰火易散；黄芩之苦，以泄本经之热。连翘凉苦，以泻上焦之火。是方兼治热极生风之剂。凡热伤风而兼咳嗽者，去连翘，加杏仁一钱五分可愈。

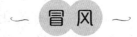

冒风

问曰：风寒有别，感冒与伤不同，其说可得闻乎？

答曰：风寒迥异，不得混称。感冒与伤轻重有别，岂容误认。风乃天地鼓荡游溢之气，有四时八方之异，其性属阳。阳主生长，故风伤卫者，有汗而轻。寒为阴凝肃杀之气，其令为冬，其性属阴。阴主闭藏，故寒伤营者，无汗而重。所以仲景有伤风、伤寒之论也，二者病在营卫，与腠理不密，感冒风寒者，大相径庭。今世遂以病营卫者，曰为伤寒，而感冒风寒者，概曰伤风。正不知伤有风寒，冒亦有风寒；伤为重，而冒为轻也。感冒者，偶然感触冒犯之义。若言伤，则被物所伤之谓矣。字义原分轻重，岂病反无内外。若就世俗之以感冒为伤，犹不合仲景之明旨矣。且风善动而数变，而伤风岂止鼻塞、痰嗽而已哉。余明白晓畅，另立冒风一门，以伤风原归之伤寒，用正俗误。

问曰：不言伤风，当言感冒风邪，理固然也。然世俗向以伤风为轻，感冒为重，恐一人之见，不足以破众口，奈何？

答曰：冒与伤，在病家不妨混淆；医者，必当示此二字，详分别悉，庶临症无误，医亦奏效。即此传讹，害人不浅，虽口说犹难，何况著书立言，以误万世哉。是故人不可不识字。而徒云读书也。

问曰：头痛体疼，恶风发热，鼻塞多嚏，涕泪痰嗽，咽痛声哑，皆系寒症。今子但曰冒风，其义何居？

答曰：独言风者，犹仲景之独称寒也。伤冒不可不别，风寒不妨互举。凡后言冒风，则寒亦该矣。夫肺为天，风行天上，肺之易感风邪者，声应气求者也。肺窍开于鼻，鼻司气之出入，一如橐①籥②，风邪客肺，从鼻而入，邪碍空窍，而忽为不利。不利则肺之气欲出而不得出，故有酸塞之势。得嚏者为快，嚏者，肺气宣通之应也。肺主皮毛腠理，故冒风，恶风，冒寒，恶寒也。肺为风邪所鼓，其气不能四布，亦因之冲逆于脑，金津与脑液同降于下，则鼻流清涕。咽喉为肺之门户，肺窍为邪气所闭，则为音哑声重。风寒内郁而化热，热极生痰，则痰、气、火壅塞气道，则咽燥口干。喉痒欲咳而痰嗽不清。肺气凝滞，则清肃之令不行，津液结为痰涎。故感冒一症，总属肺金受病。肺为轻清之腑，位居上而病亦在上。若太阳膀胱兼病，则眉棱作痛，头痛体酸，是

---

① 橐（tuó 陀）：《说文》曰：橐，囊也。一般小而有底曰橐，大而无底曰橐。

② 籥（yuè 月）：《说文》曰：籥，乐之竹管，三孔，以和众声也。

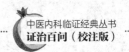
为重感冒，与伤寒太阳表症相同。感之轻者，头不疼也，只于清利肺气自愈。

问曰：子言感冒，微疾也。屡见伤风咳嗽，多变痨症而死，恐冒字未为确论。又有伤风不戒荤酒色欲，以致风邪不醒，久嗽成痨者。或僧尼寡妇，室女童子，虽无色欲嗜酒之过，亦由伤风之后成痨者，是皆伤风所致也。子每每以伤为冒，而冒何以为轻，子不有说乎？

答曰：风伤卫，寒后营，传经数变，例在伤寒一门，与感冒迥异。已上所问，皆冒风不醒，而传痨也。感冒固轻，惟人以其轻忽之，亦足以伤生。其致不醒之故，亦各有因，我将为子备言之，以告知命者，当防微而杜渐也。今人感冒，每率已见用药，病未除而元气先伤，以致困者，一也。有未冒之前，元气先虚，既冒之后，乘虚陷里，虚邪并病，医者未及辨明，而误药者，二也。有禀性怯弱，情志多郁，素有骨蒸虚热之恙，重冒风寒，而咳伤肺络，痰红痨嗽者，三也。有沉湎酒色，湿热内伤，当风露卧，复感风邪，而成痨瘵者，四也。有行房不谨，汗出当风，邪入三阴，传为虚痿，或成痨风者，五也。有童子室女，情性执滞，素多愁郁，天癸不通，形神羸弱，偶冒风寒，内热并病，而成痨者，六也。有体肥气盛，情性素暴，不耐病苦，偶冒风寒，而烦躁愈甚，酒色不戒，饮食失调，以致痰嗽咳血，音哑喉痹，朝凉暮热，大肉脱尽而死者，七也。有劳形役心，负重疾走，因躁热而浴寒饮冷，当风露坐，以致感冒咳血而成痨者，八也。有师尼寡妇，嫁娶愆期，忧思积忿，以致心相二火炽然日甚，偶感风邪，内外郁蒸，而成痨嗽咳血者，九也。有产后气血正虚，失于谨慎，为风所袭，邪入至阴，而为烦渴内热之恙，医者误为产虚，不知清散，补敛太早，则虚热与邪热同病，而成产痨者，十也。此十种死症，余三十年来所见，指不胜屈，而触发之因，多由感冒，岂感冒遂能杀人，实由根本先败而然也。故感冒者，轻不若伤风一症，有传经数变之不同也。虽伤与冒固分轻重，其风寒则一。所以颐生者，当知虚邪贼风避之有时也。

冒风脉症

其症以见前论，脉如微浮滑数，则易治而易愈。若浮弦急疾，或涩数者，难愈。感冒初则清散，久则风化为热，必须兼理。

冒风主方

防风二钱　荆芥一钱五分　杏仁一钱五分　苏叶一钱　前胡一钱
川芎　桔梗各五分　甘草二分

午前后煎服。

初起加姜三片、葱头一个，煎服。轻清之剂可以达肺疏表，清利头目，理痰和嗽。如有寒邪客于肺俞，必兼头疼发热，鼻流清涕，痰嗽声壅，加细辛三分、羌活一钱、生姜二片、葱头一个，天寒加麻黄五分；如外有风寒，内有郁热，其脉浮数，脑寒而痛，鼻塞多涕，咽干喉燥者，加干葛二钱、黄芩分量。如热极生风，非由外感，寸关浮洪滑数，盖由重裀①厚褥壅塞而致，症当咽干喉痛，浓痰顿嗽，宜清凉发散，加干葛二钱、薄荷五分、黄芩一钱、枳壳五分，去防风、川芎、前胡之燥药。如伤风日久，风邪已散，鼻息已利，惟痰嗽不清者，肺之气犹未顺也，加紫菀一钱五分，半夏、陈皮

①　裀：夹衣。

各一钱，桑皮一钱五分，去防、叶、芎、荆。如人元气素亏素虚，而易于感冒，痰嗽日久，脉必虚微。外症有如疟，发散之剂不宜多服，恐腠理不密，更受风寒，以致畏寒自汗，气喘痰嗽，前方服一二帖，即加人参、茯苓、陈皮，去荆、苏、芎三味。如平素阴虚火盛，曾抱痰红，脉必虚数，或浮数者，忌用辛散表汗之剂，然有风邪不得不为清理，加干葛二钱，去芎、前以防痰红。服二帖，减葛加紫菀二钱、桑皮一钱，并去苏、防。如平素虚弱，精神不守，饮食减少，痰红烦嗽，盗汗遗精，偶感风寒不得不治，加款冬花一钱，金沸草一钱，干葛、贝母各一钱五分，去芎、苏、防、桔。

已上数款，皆清理风邪之法。若外邪已散，而痰嗽未愈者，另有咳嗽本门。

若日久不愈者，又当在虚损、痨瘵二门参治者也。俗称热伤风者，三四月间，天气暴热，时症最多，与前热极生风，大同小异。多因饮食过酣，或远行疾走，重衣厚被，脱着不常，以致冒风者，症多咽干鼻塞，痰嗽气粗。先宜辛凉发散，用葛、防、荆、荷、甘、桔、橘、枳之类。若粗工不知，骤用芩、粉寒凉之剂，则风热欲散而愈闭，肺窍阻塞，遂成音哑声嘶，痰红咳血之渐，不可不预①为防也。

大凡感冒一门，论症实轻，而致病独易。余之所以为轻，在能虑之于先。人之所以为重，每至悔之于后。虽然防微杜渐之说，又岂止冒风而已哉？

---

① 预：原作"豫"，据文义改。

咳 嗽

问曰：咳与嗽，有何分别孰重孰轻？何治之难易，甚有至于死者？

答曰：嗽为轻，咳为重。嗽因痰，痰出嗽即止，为易治。咳因气逆火炎而无痰，咳之不已，则津液火炼为痰，出少许渐缓。如气复逆，则复咳。咳伤血络而血溢，渐成咳血痰红之症，所以难愈。延至精枯血竭，喉癣喉痹，声嘶音哑而死。其症总因真元不足，水亏火旺所致。今人但知清热、消痰、顺气三法，不识此气为吾身之真气，真气亏则壮火盛，而真水竭。若不急于培补真元，壮水之主以制阳光，而徒事于消痰顺气，未有不至危也。

问曰：咳嗽亦人之常事，何至于气逆火炎，以至不起？

答曰：五脏者，皆可致嗽，不独于肺也。曰肺居上，为五脏之华盖。凡风邪外入，气火内冲，而肺独先受，故咳嗽者，必归罪于肺也。今五脏之气随咳随逆，其火则转咳转升，而伤经损络，血热妄行，痰随气壅，精神气血从此日削，金燥水枯，势必至咽痛喉烂，气逆喘急而死。若止于肺家受伤，早为清润，何至于咳嗽？所以治人者，不可不慎也。

问曰：肺家受病，关系非小，当借何法，以永杜之？

答曰：肺为清虚之体，纤邪不容，有二十四窍，以按二十四气，统领周身之气者出也。上焦属宗气，宗者，大也。大气积于胸中，亦名气海。与肾间动气呼吸相应，一升一降，是谓调均。清肃顺利，何咳之有？故《经》曰：肺者，相傅之官，治节出焉。为乾金之体，为轻清之用。若火一上炎，则咳病自生。咳而有声，一如物扣之响，乃金空则鸣之义。若痰气壅塞，金燥肺痿，即咳亦无声，甚至声嘶音哑而难愈。治此者，必先知主气之原本乎肾，治宜纳气归根，前言壮水使子母交通，而诸经之气方得平缓清顺，永无克制亢逆之忧也。若专务于顺气止嗽，清火消痰，而徒伤元气者，亦何济乎壅闭。盖肺叶脆薄，最易于伤，故咳久虚燥者，多枯萎。火痰者，多苦壅。若夫音哑声嘶，喉癣喉痹，则又现外之症也。病至于此，非有虚凝静定之功，炼息归根之法，而惟责成于草木汤液之味，亦难乎其为治矣。今将切要数门方药调摄之法，诏诸后学，以勖①来祀②云尔。

痰嗽脉症

痰嗽者，因肺胃心胸之间有痰，凝塞气道而嗽。嗽去痰涎即缓，其脉必多滑。以浮沉、迟数、洪滑以别风寒暑湿之因，而分治之。再与痰门参究，万无一失。

治痰嗽主方

茯苓一钱五分　橘红一钱　半夏一钱　甘草五分　桔梗五分
杏仁七粒　枳壳四分　生姜一片

浮滑主风热之痰，初起者加前胡一钱、苏叶一钱、荆芥一钱，以服滚痰丸一钱五分。

虚火咳嗽脉症

虚火者，非火不足也。因人元气亏损，三焦之火乘虚炎上，肺为火灼，则气逆而嗽，痰涎清薄，嗽时面红，气喘咽

---

① 勖：勉励。《说文解字》曰：勖，勉也。从力，冒声。

② 来祀（sì巳）：来年；后世。

干，喉癣喉痒，口臭烦渴，饮食减少，其脉虚弱，或浮弦而无力，或微数而不清，是为虚火咳嗽。

治虚火咳嗽主方

麦冬三钱　生地二钱　贝母一钱五分　紫菀一钱　茯苓一钱
牛膝　车前各五分　知母一钱

午后临睡时煎服。

三焦之火，非滋补不归。治当壮水之主，以制阳光。麦冬、生地、知母滋金水之化源也，茯苓、牛膝、车前导火纳气以归根也。肺自清肃，则痰嗽顿缓。故以贝母消痰，紫菀顺气。

如气虚加人参一钱。

金水膏、固本丸可以兼服。

风寒咳嗽脉症

风寒咳嗽，与前伤风、冒风、冒寒脉症同。

治冒风寒咳嗽主方

防风一钱五分　苏叶　羌活各一钱　前胡一钱五分　杏仁二钱
半夏一钱　桔梗五分　甘草二分　生姜一片

不拘时煎服。

肺为寒邪所郁，则气不利，以杏仁、前胡、桔梗、甘草以理气，半夏以清痰，苏、防、羌活疏解风寒以清表。此方三日内服。

三日外咳嗽不清，则加干葛一钱五分、桑皮一钱、陈皮八分、荆芥七分，去防、羌、苏叶。七日后不宜发散，宜加紫菀一钱五分、桑皮一钱、陈皮一钱，减杏仁一钱，去苏、前、羌、防。

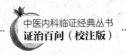

肺胀咳嗽脉症

肺胀者，肺统周身之气，因虚不能宣布于外，而反逆归本经，诸窍闭塞不通而发胀。胀则中府、云门，两胁间之经络皆不能利，所以气高而似喘，实非喘症。若邪偏左，则左体不能贴席；偏右，则右体不能贴席，贴席则喘嗽不止。其肺左则人迎弦急，右则气口弦紧而滑数，此为气胀。宜用后方调治。

治气胀咳嗽主方

紫菀三钱　贝母二钱　桑皮一钱五分　真苏子一钱五分　橘红
车前子各一钱

午后临睡时煎服。

紫菀润肺而宽胸，贝母清痰而开郁，桑皮泻本经之浊，苏子散浮逆之邪，橘红和中清气，车前导火顺下。

如气虚脉数，加人参、麦冬，减紫菀一半，去桑皮、苏子；如虚热内盛者，加麦冬二钱、知母一钱。

肺虚咳嗽脉症

肺虚者，肺家元气自虚也。惟其自虚，则腠理不密，故外则无风而恶风，不寒而怯寒；内则气怯，息短，力弱，神虚，面白形羸，情志郁结，嗜卧懒言，遗精自汗，饮食减少，咳嗽无力，痰涎清薄，六脉虚微而涩弱，按之无神，此为阳虚脉症。宜于大补元气，则嗽不治而自愈。若专于消热、消痰以止嗽，未有不速其死者也。

治虚嗽主方

枣仁三钱　人参一钱五分　黄芪一钱五分　白术一钱　茯苓一钱
桑皮五分　陈皮三分　炙草二分

黎明、午后煎服。

人参加至三钱，枣仁减至一钱五分，白术加至二钱。

人参补宗气，黄芪补卫气，白术补营气，三气得补，则精神渐复，而嗽亦自安，故多用为君；枣仁、茯神养肝血以宁神，神宁则气固，故为之佐；复又使以桑皮、陈皮者，因气逆作咳，用之清降本经之浊气也。然降中有补，弗伤元气。琼玉膏可以常服。

肺燥咳嗽脉症

金性喜润，润则生水，以滋脏腑。若本体一燥，则水源先竭，火无所制，金受火烁，则气自乱而咳。咳则喉干音哑，烦渴引饮，痰结便秘，肌肤枯索，形神虚萎，脉必虚数，久则涩数无神。法当滋润清补，后方历验，加减备开于后。

治肺燥咳嗽主方

松子肉_{三钱} 贝母_{一钱五分} 紫菀_{一钱五分} 知母_{一钱} 牛膝_{一钱} 枇杷叶 菊花_{各五分}

入睡时煎服。

松子肉气味甘凉而润泽，本经滋补之良剂也，故为君；贝母、紫菀利肺气而不燥，故为臣；甘菊辛凉，清散本经之热于上；枇杷叶甘苦，清利本经之气于下；以牛膝之甘润和肝，知母之甘寒壮水，使大肠燥金之气润利，以泻炎炎之势。

如热气浮逆，加苏子一钱五分、橘红一钱、杏仁一钱五分。金水膏可服。

虚病咳嗽肺症

痨嗽者，因热郁生①虫，虫侵五脏而咳。初起即治易愈，

---

① 生：原脱，据燕贻堂本改。

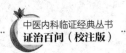

若迁延日久，至声嘶喉哑，六脉细数而急疾者，不治。如六脉平缓有神，饮食不减，大肉未消，以后方调理，尚有生机。

治痨嗽主方

贝母三钱　蛤蚧二钱　百部一钱五分　知母一钱五分　薄荷橘红各五分　地骨皮一钱　甘草三分

煎服，三更时煎二钟，于五更时分服，至黎明服青蒿鳖甲丸。

灸肺腧、膏肓四穴，百会一穴，昼夜烧乳香，用桃头四十九个，加麝香一分，捣烂，烘热，擦脊梁骨节及四肢关节之间。

痨症必起于郁结，郁则内热，故用二母，以清火清痰，功多开郁；蛤蚧透骨追虫，以百部为佐，杀虫犹胜；地骨、薄荷以清散内蒸之热；橘红、甘草调中顺气。

如血虚者，加茜根一钱；如气虚，加生脉散；如脾虚者，加茯苓一钱五分；如大便秘结，加杏仁一钱五分。

肺痿脉症

痿者，犹草失①灌溉雨露之滋培而枯萎也。凡人肢体五脏虚，则皆可称痿，不专于肺。今言肺痿者，由肺金失润泽之性，而本经精津、血液耗竭，以致肺叶虚痿。金空则鸣，今孔窍不张，安得无音哑声嘶，干咳气粗之症？肺主皮毛，腠理虚则自虚，面白神衰，内热自汗，肌肤燥裂。治宜壮水滋阴，清热润肺，庶十救一二。若不善调摄，妄投药石，断乎不治。如六脉沉涩而数，或虚弦而急疾，或细数不清，脉口皮肤燥裂，肌肉消烁，及气高息粗者，死。

---

① 失：原作"木"，据燕贻堂本改。

治肺痿之方

麦冬三钱　生地二钱　知母一钱五分　人参一钱五分　贝母
葳蕤　紫菀　天冬各一钱

煎十分，不拘时，徐徐咽下，或煎膏噙化。痿本虚燥，
总不外壮水清金，除热消痰，滋养精津血液。

如否结，加橘红、苏子各一钱，去天冬、生地。

如脾泄，加山药、茯神各一钱五分，去天冬、生地、
知母。

空心服固本丸、琼玉膏、集灵膏、金水膏。

肺痈脉症

肺痈者，不生于中府、云门，即生于肺叶之上，掣引缺
盆而痛，呼吸咳唾艰难，或从胸口溃出脓血，或由内溃，从
口出毒，红白相杂，似痰非痰，口腥喉臭，秽气逼人。吐至
紫黑如烂肺者，必死。此由任性纵饮，喜啖炙煿温热等物，
兼之色欲过度，精神耗竭，五脏之虚火熏蒸而致。六脉空大
急数，或弦急无伦，皆死候也。如六脉平缓，性情恬静，痰
色清洁，饮食照常者，可治。

治肺痈主方

贝母三钱　生地二钱　白及一钱五分　桑皮一钱五分　茜根
紫菀　百合各一钱

煎服，不时，或煎膏噙服。空心服固本丸，培补精神。
痈本热毒，犹如金为火煅，必用甘凉清润之剂，和血解毒以
收敛为主，最忌外科辛热燥劫之药。

如火盛，加黄连五分、玄参一钱；如痛极毒盛，加金银
花、连翘各一钱，去桑皮、百合。如血多，加生地、阿胶各
一钱，以猪肺煮熟，蘸白及末，不时服之。

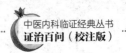

问曰：致咳之因，总不外气逆火炎，何不用芩、连、知、柏以清火，桔、枳、瓜蒌、苏子以清痰气？

答曰：少火生气，壮火食气。此火即三焦、命门之真火，人非此火不生，皆因失于调摄，以致不安，其位冲逆于上而为病。不知导纳之法，妄以前剂苦寒直折之药以泻之，必至克伐元阳之真，以速其死。且肺家本经元气，因虚而失顺下之性，则逆而为嗽，不得已用清利平和之剂，加桑皮、贝母、车前之类以顺之，安敢过用苦寒，以伐其真也。

问曰：人参补气助火，有肺热伤肺之虞，何不用沙参以代之？且《本草》言能补五脏之真阴，子何舍对症之药，而专用人参，抑有说欤？

答曰：肺家有余之火，或伤风伤热之症，理当苦寒之剂泻之，误用人参是助其邪，而重其病也。若本经之气血有亏，脏腑之精神不足，形枯色萎，气弱神羸，种种弱症已现，安得不补？盖实火泻则清，虚火补则息。精神气血，由补而足，则气自归根，火自归源，而咳嗽亦自愈。故东垣、丹溪诸先哲，俱称人参有泻阴火、清痨热之用，补虚羸、益真气之功。若夫沙参一物，出自江西上党，其形如参，其色白而微黄，金井玉栏嫩泽而甘平不苦者为最。然虽补阴，其性味平淡，不能捷效。真者竟不可得，今肆中所售，皆近山之土桔梗也。在地日久而枯燥不堪，性升味苦，与桔梗无异，以此补益真阴，反致提浊气上逆，不亦昧乎？故医者，明表里虚实之因，审温凉补泻之用，虽参、附、硝、黄，立奏奇效。若昧于斯理，而妄施工巧，即二陈、四物平淡之剂，亦至杀人。参非不可用也，自在人用之何如耳，先贤往哲言岂谬乎？

～ 喘 ～

问曰：喘本气逆不顺所致，何有易愈，有终身不愈而无恙，有一喘而即死者，何也？

答曰：肺主呼，肾主吸。吸则气归于肾，肾为纳气之脏，有生之根本也；呼则气归于肺，肺为司气之脏，人身之枝叶也。病在枝叶则易愈，虽久病亦不伤；病在根本则难愈，若再伐其根本，又何患其死之不速哉！

问曰：易愈难愈，或生或死，病从何生？

答曰：此病亦有脏腑、表里、标本、新久、虚实、寒热之别，必须审明而后治。但喘则一，而致喘之因各不等，故治喘之法更不同，今一一分析于后。

肺经初感风寒作喘脉症

凡风寒初感，其病在肺，其邪在表。肺窍为风寒痰积闭遏，而不通者，则涕泪不清，鼻息不利，喘嗽交作，两寸之脉必浮紧或浮滑。先宜疏散之药急治之，此乃初起有余之标病也。

治外感风寒主方

杏仁二钱　苏叶　前胡　枳壳各一钱　桂枝　麻黄各五分
甘草二分　生姜二片

食远时煎服。

此方七日之前宜服，七日之后宜用后方。

因肺气为寒邪所闭，故用杏、壳辛苦之药以泄之；邪从腠理而入，故以桂、麻、苏叶、生姜辛温之药以解之。气闭则痰结，以前胡、杏仁、枳壳消之。

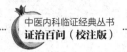

肺经素受寒痰作喘脉症

寒痰久伏于肺窍，或因风寒触发，或因劳苦触发，或因形寒饮冷而触发。发则喘声如沸，抬肩撷肚，坐卧不宁，三日内稍去痰涎，其势方定。犯此症者甚多，即俗谓冷哮、盐哮者是也。脉多沉而不起，或沉滑而急，此为久远。本病须顺气为主，佐以疏解消痰之药治之。

治哮喘主方

杏仁三钱　桑皮一钱五分　橘红一钱五分　半夏一钱　苏叶一钱　枳壳五分　甘草五分　生姜二片

食远时煎服。

喘定即去苏叶、枳壳，加苏子一钱五分、茯苓一钱，减杏仁一钱、桑皮五分。素有伏痰在肺，以杏仁泻气，以橘、半消痰，苏叶泻在表之风寒，枳壳顺在上之逆气。

胃经痰气作喘脉症

浊气浮火致凝痰并结于胃，肺气不降而反逆为喘，喘则无声，但觉气逆痞满，痰壅便结，昼夜难卧，此谓有余，其脉气口沉弦滑数。若脉沉微涩弱，饮食减少，神色枯萎，大便作泄而多汗，其喘亦艰难者，谓之虚弱。

治胃气不和而喘主方

苏子三钱　贝母二钱　紫菀一钱五分　橘红一钱五分　茯苓一钱　枳壳五分　甘草二分

不拘时煎服。

此方治胃实。胃虚者，加减于后。

如胃虚者，加人参五分，茯苓、紫菀各一钱五分，去苏子、枳壳，胃为水谷之海，气血俱盛之府。故以顺气疏泄之药，以治胃气逆浊，有余之喘。若病久则中气自虚，故减耗散之药，少加人参益气为主。痰积胸中，肺气为之阻塞，上下不通，喘无声息，气郁化火，再加紫菀、茯苓以清之。

痰喘脉症

肠燥便结，舌干口苦，脉当洪滑，谓之实痰。重则滚痰丸，轻则后方泻之。如喘急有声，痰涎壅盛，形容憔悴，寤寐不宁，饮食日减，大便泄泻者，脉必微弱无根，谓之虚痰，宜用后方加减以补之。

治痰而喘主方

贝母三钱　橘红　苏子各五分　茯苓一钱　枳实一钱　瓜蒌霜黄连各五分　甘草二分

午前后睡时，煎服。此方治新起有余之痰喘。

如久虚者，加麦冬二钱、紫菀一钱五分、茯苓五分、桑皮一钱，去枳实、黄连、瓜蒌。

久咳痰喘，多兼内热，故用贝母以代半夏之燥，川黄连、枳实、瓜蒌之苦寒泻火利痰，其功甚捷。火清痰利，则气自顺，而喘自定矣。

病久元气已虚，只加麦冬、紫菀，虽非补益之剂，取其不伤元气也。

气喘脉症

肺之元气自虚，则失其统摄之权，而气自乱，故不待内外有所感触而发也。症当形神虚萎，自汗无寤，语言怯弱，饮食不甘，行动愈增咳逆，安坐少缓，其六脉虚微而欲脱者，理当补益元气为主。若恶寒而喜热饮者，谓之阳虚。若畏热喜凉，烦渴便秘者，谓之阴燥。

治虚喘主方

麦冬三钱　人参二钱　枣仁一钱五分　茯苓一钱　五味子

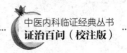
甘草各二分　车前子　橘红各五分

空心临睡时煎服。此方专治阴虚虚喘。

如有痰，加贝母一钱五分；若阳虚自汗，则加黄芪一钱五分、人参一钱，减麦冬二钱；如六脉不起者，加附子五分。

《经》云：虚则补之。其因肺虚不能自生统布诸气，致气逆而喘。喘而欲脱者，死。故阴虚者，生脉散兼枣仁以敛其阴。阳虚者，用参、芪、附子以助真阳。若阴阳不分而误治者，即死。

肾气喘逆脉症

肾元不足则气逆，火炎有升无降，则喘急欲绝，水源枯涸，壮火空发，心烦神躁，情志恍忽，惊悸无寐，自汗，燥渴饮冷，而大便或泻或结，其六脉浮空搏手，或虚微急疾，两尺不应无根，此症甚多，最易误为火症痰喘，以速之死，学者不可不知也。急用金匮肾气丸，以人参为君治之。

治肾不纳气虚喘主方

人参三钱　熟地一钱五分　茯苓一钱五分　麦冬二钱　车前
山药各一钱　山茱萸　丹皮　泽泻　牛膝　附子　肉桂各五分

空心午后煎服。

六味丸，壮水滋肾之要药，加人参、麦冬以统补元气也，桂、附导火归阴，车前、泽泻纳气归根，是为此症一定不移之法。

凡人久病大病之后，形神已脱，目陷耳吊，鼻煤喘急，必死无疑。其时气逆火炎，反致六脉有神，此为灯尽复明之象，毫无生理。切不可轻于用药，正所谓九侯虽调，形肉已脱者，死也。

～ 内伤 ～

或曰：内伤者，伤乎内者也。凡伤脉络、气血、脏腑、精神、元气者是也。何世俗之治内伤者，皆用破血消瘀之药，何也？

答曰：内伤之说，不易言也。今通俗不知，凡遇跌仆损破诸症为外伤，经络、气血、脏腑、精神受伤，则病者、医者俱指内为外，概用破血行瘀之药，杀人不少。东垣所言外感内伤者，分别内伤形症，如外感伤寒相似，恐后人误治之苦心也。余今凡有类似内伤者少，亦尽区别于后，以破积误。

七情内伤脉症

忧思郁结，矜持恐怖，暴怒郁怒，皆由境遇不堪，以致神情不畅，意兴不扬，志气隳惰①，精神虚怯，肌色枯萎，饮食减少，虚寒假热，坐卧不宁，渐成否膈中满，劳瘵噎鼓诸症。脉多沉弦涩数，三五不调，理宜开郁醒神，调和气血，启发生机之剂治之。

七情内伤主方

枣仁三钱　当归一钱五分　贝母一钱五分　茯神一钱　橘红一钱
远志　益智各五分

午前后煎服。

情志之病，本无形之气抑郁而成。故借茯神、枣仁、当归以宁神养血，远志、益智开郁以利气，贝母、橘红顺气以

---

①　隳（huī 灰）惰：懈怠。隳，毁坏。

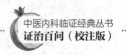

清痰。

如内热，加酒炒黄连五分；如气虚，加人参一钱五分。临睡服宁志丸二钱。

房劳内伤脉症

淫欲过度，耗绝精神。头目眩运，肢体倦怠，五心烦热，食味不甘，自汗乏力，皮寒骨热，腰膝痠痿。其脉虚大而空数，或沉涩微弱而无力，以培补精神为主。

房劳内伤主方

枣仁三钱　熟地一钱五分　人参一钱五分　麦冬一钱五分　黄芪
当归　茯神各一钱　五味子五分

空心临卧时煎服。

参、芪益元气，归、地补精血，神、枣安神定志，麦、味生津润燥，以欲竭精枯之躯，庶几乎有益也。

如热甚，加知母一钱；如脾胃弱，加白术一钱五分、黄芪一钱，去熟地、麦冬。

集灵膏不时服。河车大造丸空心服。

劳烦内伤脉症

食少事烦，劳形役心，疾走恐惧，饮食失节，以致食旨不甘，口干舌燥，寒热交作，腰膝痠疼，其脉虚数，或微弱，或涩数，以调补精神、气血为主。

劳烦内伤主方

枣仁三钱　人参一钱五分　当归一钱五分　龙眼肉一钱　麦冬
一钱　茯神　丹参各五分　五味子二分

空心睡时煎服。

曲运神机，劳伤乎心；多言事冗，劳伤乎肺；谋虑决断，劳伤乎肝。故前方用茯神、丹参、龙眼宁神以育心气，枣仁、当归滋养以补肝血，人参，五味、麦冬生津润燥，以益肺气也。

临睡时宜用天王补心丹，空心宜服虎潜丸。

劳力内伤脉症

肩挑负担，作务劳苦，皆能伤筋动骨，损气耗血，以致经络不和，肢体疼痛，口舌干燥，乍寒乍热，其脉虚弦而涩数，以调和气血，补精壮骨之药主治。

劳力内伤主方

杜仲二钱　延胡索一钱五分　川芎　当归　陈皮　牛膝各一钱
羌活五分　独活五分　枳壳五分　红花五分

午前后煎服，服后以酒力助药。

劳力者，血气必不和，以芎、归补血，以红花、延胡索和血，牛膝、杜仲强肾，羌活、独活舒筋，陈皮、枳壳顺气。

如胸中不快，加山楂肉二钱，去牛膝、杜仲；如有瘀血，腹痛发热，加硝、黄、桃仁、黄芩以涤除之。

饥饿内伤脉症

事烦路远，失饥伤饱，则伤脾胃清纯之元气，反使心胸倒饱，嘈杂窘痛，肢体倦怠。虚寒假热之症，其脉空大无神，或涩弱无力，宜醒神养胃，和中调气之药治之。

饥饿内伤主方

白术二钱　神曲一钱五分　当归一钱五分　人参　茯苓　白芍
陈皮各一钱　炙草二分

午前后煎服。

失饥则伤胃，过饱则伤脾，参、术、茯、甘以和营气，归、芍以和营血，陈、曲以和中气。

如作胀，加山楂二钱、麦芽一钱五分，去参、归；如发热，加干葛一钱五分、柴胡一钱，去白芍、人参。

病久者，参、术必用，早晚空心资生丸服三钱。

食物内伤脉症

胃强脾弱，不及腐化，所以三脘胀满，否痛不舒，肢体壮热，恶食呕逆，嗳腐吞酸，呃逆下气，其脉弦滑而有力，惟头不疼，不恶寒，故知不由外感，当以和中消导为主。

食物内伤主方

山楂三钱　神曲一钱五分　麦芽一钱五分　淡豆豉　陈皮
厚朴各一钱　甘草二分　生姜二片

不拘时煎服。

脾虚不能健运，只宜平剂分消，最忌三棱、蓬术、槟榔等物，过于克伐，伤其真气，愈不能化也。

如伤生冷，加藿香一钱五分、木香五分；如伤炙①煿，加黄连五分、枳实一钱，去厚朴；如伤大荤油腻，加砂仁一钱、木香二分。

食前宜服保和丸。

饮酒内伤现症

脾喜燥恶湿，故多饮则伤脾。况酒多湿热之气，其性善行于血脉之中，而又易伤心。盖心主血脉也，心火形金，故酒客多肺痈之疾。酒体属水，水溢则土伤于湿，所以有呕逆、恶心、暴泄、腹痛之患。元气弱者，甚有神昏狂妄、躁渴吐泻之病。其脉洪大而滑数，以和中为主，上下分消。

———————

① 炙：原误作"灸"，据文义改。

饮酒内伤主方

干葛三钱　泽泻一钱五分　半夏一钱五分　陈皮　茯苓　苏叶各一钱　豆蔻　藿香各五分　生姜三片

午前后煎服。

和中渗湿，则用陈皮、半夏、茯苓；和中清胃，则用藿香、豆蔻、生姜；透表汗，以干葛、苏叶；利水道，以泽泻。如此无形之酒积，不患不祛矣。

外伤内伤脉症

大凡跌打损伤，负重闪朒①，挫气筋结者，症在外则肌肉青紫，皮肤破裂；在内则筋骨疼痛，舒转不利。若瘀血不散，则寒热交攻，恶心胀满；气挫不行，则呼吸吊痛；经络不遂，则屈伸艰难。此系外伤，即通俗误为内伤之症也。内外相较，岂非天渊殊绝，而堪为庸医再误乎？

外伤内伤主方

当归三钱　山楂二钱　防风一钱五分　玄胡一钱五分　红花　桃仁　陈皮　羌活各一钱

酒水各半煎服。

上方以当归为主，治血消瘀；以桃仁、红花为佐，顺气止痛；又以山楂为臣，以消心腹之积聚，而有收敛之功；复以防风、羌活为向导，以通经络。是则无微不入之药矣。

瘀血未尽，加苏木五钱，煎汤代水。

如大便不行，加酒大黄三钱，以行瘀血。

内伤、外伤，余亦辨之明矣。后之学者，循此而行，当信余言之不谬也。

---

① 朒（nà 那）：腰。

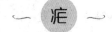

疟

或曰：疟症因何以发，发时怪异非常，请详其故。

答曰：疟者，凌虐之义也。寒则战栗鼓颔[1]，热则躁渴谵妄，此《经》谓之阴阳相争也。病者寒热交作，不能禁御，任其凌虐，故名曰疟。

或曰：疟之为病，必有其因，所云夏伤于暑，暑邪伏内而发者，其是症之因乎？

答曰：《内经》所云夏伤于暑者，非为暑气所伤也。夏令当热而反凉，则谓之夏行秋令，暑气不伸，病多疟痢，是众所共伤之时气也，非只于一人受暑所伤之谓也。然所伤如此，而触发则各有因。有从内伤者，有从外感者。外感者，先足太阳膀胱，足少阳胆，足阳明胃，盖三经属表，从风、暑、寒、湿、瘴气传染而得者，谓之外感，以疏散为先。内伤者，先足太阴脾，足少阴肾，足厥阴肝，盖三经属里，病从食积痰饮，郁怒房劳，劳烦气郁，或素有疟癖而得者，谓之内伤，以和解为上。然内伤者，未必不由外感而发。外感者，亦未必不因内伤所触而起，但有兼主之别。当在临症详审，辨明新久、虚实、三阴三阳之不同，与治伤寒热症之法相参，庶几乎得之矣。

或曰：疟者，必定寒热，不知热从何生？寒从何来？请悉其义。

---

① 鼓颔：下巴颏打颤。

答曰：《经》不云阴阳相争者乎？盖争之之义，彼此亢逆争拒之谓也。争者各有所胜，故有寒热之别。然所言阴阳者，非三阴三阳经络之阴阳也，直指营卫之气而言也。营卫者，天地之大阴阳也。营气不与卫气同行，自循脉之上下、左右、四肢旋而转；卫气不由血脉之中，而独行分肉皮肤之间。此二气者，由内外以出入者也。前论受病之因，有内外者，正邪在外，卫气必先受之；在内，营气必先受之也。而所受之邪，固有风、寒、暑、湿、饮食、劳烦、色欲之多门，其中必兼素有之痰饮，或一时气凝热结之痰涎，流注于脏腑、经络、膜原之间，以为致病之根，又不可不知也。若夫寒热多寡之不同，要之营卫彼此同病耳。设使营卫无恙，即为内外诸邪所感，竟为呕吐、泻泄、感冒、寒热之别病矣，何得谓之阴阳相争，而成疟哉？其所以寒热之故，多由营卫之气彼此交错妄行，抗拒而不和也。如营气偏盛，僭越①于外，反拒卫于内而不出者，则阴气偏盛而为寒。寒则战栗鼓颔，虽重衣烈火不能御者，是阴盛格阳也。战后阴气渐衰，卫气复雠，由内而透发于外，则表里皆热。热则烦躁引饮，神昏谵妄，头疼体倦，否满呕恶者，阳盛格阴也。战后阳气亦衰，营卫之气方平，痰涎由呕而少去，风邪由汗而少解，或日一至焉，或二日三日一至焉，或有一时而止者，有半日一日而后止者。疟之虐也，信不虚哉！

问曰：发疟有一日，或二日，或三日者，其故何居？

答曰：此从邪之所凑有浅深，则病之所发有早晏②。如

① 僭越：超越本分行事。
② 晏：迟，晚。

痰涎流饮入于经络、血脉之中，而营卫所感之邪尚浅，则病易触而易发，虽发亦随汗吐而易愈者，为轻。若痰饮伏于六腑、募原之间，而所受营卫之邪少深，则病不易触发，发亦必从汗、吐、下三法备用而方散者，为重。若痰饮深陷于五脏、至阴之处，而营卫所伤之邪更深，则病难发，难发则汗、吐、下兼到而不能即尽者，为更重。所以有一日、二日、三日之不同也。

或曰：前论病因可谓详悉，但俗有胎疟之说，名从何起？兼有一日一发之轻者，每每延至百日、半年而不愈，其故何也？

余曰：胎疟者，自有生以来初发之疟也。先哲置之不论，后学遂茫然不知。致病家亦忽为微疾而不理，加之医者差讹，饮食犯戒，无有不传变为难症，而至死也。盖营卫之气，乃人身之大阴阳也。惟天地之阴阳和，则万物得以生成；人身之阴阳和，则精神气血得以资生而充溢。今言疟，本营卫不和，则营卫之气血日衰而病笃。今人惟知执方治病，不知病之本末、浅深，率臆见而施治者，莫不误也。凡疟已经三次发过者，其邪不久留，故病随发亦即随汗、吐、下而解，药与不药，可以速愈。若胎疟则不然，其风邪痰饮久痼于中，必借脾胃之元气，以助营卫之阴阳，则病发易于透达。故治法在里则期肠胃清脱，在表必须汗液透彻，在中当知涎饮清洁，然后胃强而易食，脾强而易运，即虽胎发，其邪由表里和解，而愈无难事也。余当此病，必先问彼曾发未发。如果胎疟，即以胎疟之禁忌，胎疟之调摄，详示之。使其外避风暑，内节饮食，投之以疏散风寒暑湿之药二服，继之以和解寒热、清理痰积之药二服，再加开胃健脾、清痰消积之味二服，并去一切毒药异物，及吞佩、符咒、领魇之法，听其自发。发时只以淡姜汤助汗，汗透如雨，随候面目、指甲黄如金色，其疟邪始轻，轻则用升柴六君子汤，四剂自愈。若邪尽者，不药而自愈也。若病家欲速，医者图其近功，发未透而即止，其祸不旋踵矣。要知从幼发早者病轻，此真气足而邪易透也。若中年发必重，老年发，必危。盖元气已虚，不能当其凌虐耳。服药豫①加谨慎，方保无虞。如青皮、槟榔、草果等物，不可妄投，先宜痛戒。

问曰：常见疟家有服药不愈，竟以禁法而愈者，人皆谓之邪疟，不知果有祟否？

答曰：邪乃外感六淫，内因痰积，岂鬼祟可以祸人哉？因其躁妄神昏，有时乎禁之或止，则误为鬼，为蜮，竟不知偶中者，其病原轻，服药将愈，而脾又主信，豫信禁后，断不再发，竟至相忘于无事也。若遇阴疟、胎疟禁之或早，致内外之邪不得清散，反将疟邪禁痼，其中截一为二，截二为三，甚至终年累月不愈，或成疟癖，或成疟痨，为害不浅，前章所以深戒也。

或曰：有热多寒少，有寒多热少，或先寒后热，或先热后寒，又有寒后复热者，或有汗无汗，或日发夜发，或参前落后不一，其义何也？

答曰：阴胜则寒多热少，阳胜则热多寒少。营气先争则先寒后热，卫气先病则先热后寒。大凡卫气胜营气者，多热。故寒后阳邪复旺，则重热必伺再汗而解。气血足，营卫和，则有汗，有汗易愈；气血虚，营卫衰，则无汗，无汗难愈。邪在阳分之表，则日发。日发者，易愈。在阴分之里，则夜

---

① 豫：同"预"，下同。

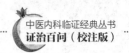

发。夜发者，难愈。由内而达外，则日早。日早者，易愈。由外而传里，则日迟，日迟难愈。此一定之理也。

问曰：以何法治之，可期速效？

答曰：大凡治疟欲速，必至反迟者。盖病起阴阳错乱，不知和解而但求速愈，非内外不明，则虚实失调，使其争之更争，焉有欲速而不至于反迟者哉？故明理者，当知表里、内外、新久、虚实之不可不辨也。余前后文可谓详悉者矣，学者当知。

诸疟脉症

疟疾之脉多弦，弦数则热，弦迟则寒，浮弦为风，浮紧为寒，弦实有食，弦滑有痰，弦涩血虚，弦长气盛，虚弦无力为虚。病后脉来微滑而平缓者，自愈之兆也。

太阳之疟现症

凡风寒暑湿，为六淫之外邪，由表而传里。如病在表，必致头疼项强。周身关节痠疼，恶风畏寒，恶心呕吐，寒多热少。若六脉浮弦者，为风；浮紧者，为寒；浮数无力者，为暑；濡软无力者，为湿。当以后方疏解在表诸邪，必汗透为妙。

治表主方

防风三钱　羌活一钱五分　苏叶一钱五分　半夏一钱五分　川芎
陈皮　豆豉各二钱　甘草二分　生姜二片　葱头三个

黎明、午前阳分煎服。此方不拘一日两日发者，皆宜。然七日内可服，七日外禁用。

治疟之药，必须黎明、午前阳分煎服者，取其邪因阳旺而易透也。如早不可得，须于隔晚先煎，曝露一宿，正借天之正气以胜也，其法甚便。若病初发，或正在发时，切忌用药，岂不闻乎，无治熇熇①之热，无治浑浑之脉，无治漉漉之汗乎？盖言其变乱之际，服药反助其邪，必待正旺邪衰而后可也。

上方羌、防、芎、苏辛甘发散，在表之邪易透；陈、半、豉、草辛甘平腐，以和中清胃。

如风寒盛，照方服。如有暑邪，脉必数，数而无力，不恶风寒，而多热汗者，加干葛三钱、香薷一钱，去芎、羌二种。如有湿邪，脉必濡软无力。头重如裹，声塞如在重室中言，肢体痠重，恶心呕痰而微汗者，宜加苍术一钱，去川芎。

少阳之疟现症

病发邪即感于少阳者，头微疼，不恶寒，周身不痛，惟胸胁胀满，恶心呕吐，口苦。或太阳病罢，传并少阳者，则寒热相等，脉必浮弦，弦数而滑，只宜后方和中清解，其病自愈。

和解主方

柴胡三钱　前胡一钱五分　半夏一钱五分　防风一钱　陈皮一钱
黄芩五分　甘草二分　生姜三片

煎服如前。此方不拘日发、间日发，皆可服。

邪在半表半里之候，汗、吐、下三法皆禁。不论陡起传并，及风、寒、暑、湿等邪，皆用前、柴胡之辛苦，清解邪热。前胡清里，防风清表，兼为和解；陈皮、半夏顺气消痰以和中；黄芩、甘草以清上焦之热，

如鼻干口渴，内热甚者，去防风，加葛根一钱；如疟已经十四日外者，加人参、茯苓各一钱，当归一钱五分，去防风、黄芩、前胡，以便多服。

---

① 熇熇（hè 贺）：形容火势猛烈。

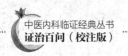
阳明之疟现症

大热大渴，寒少热多，鼻干头疼，烦躁喜冷，恶心否胀，痰嗽相兼者，脉必浮洪弦长，宜于清解，忌用辛躁，

清解主方

葛根三钱　柴胡一钱五分　陈皮一钱五分　贝母二钱　知母茯苓各一钱　甘草二分　生姜一片

煎服如前。不拘日发、间日发，皆可服。

夫阳明者，两阳合明也。故热多寒少，躁热发渴，前方乃清理肺胃之剂，以清解邪势为主。如烦躁盛者，加首乌五钱、知母一钱；如恶心痰甚者，加半夏一钱五分、茯苓五分、生姜一片，去知、贝。如虚，加人参一钱五分，汗多热渴，欲饮水者，加石膏一两，去柴胡，加人参一钱、知母一钱。

太阴之疟现症

脾喜燥恶湿，故脾疟必三脘胀满异常，不思饮食，寒多热少，四肢恶寒，腹痛泄泻，脉多沉弦而微滑。当用和中温散之剂主治。

温中主方

半夏三钱　陈皮一钱五分　防风一钱五分　藿香一钱　茯苓一钱厚朴　桂枝各五分　甘草三分　生姜三大片

煎服如前。不拘日发、间日发，七日之内皆可服。

太阴之疟，湿痰为病，故脾胃虚弱者居多。以半夏为君，以清利湿痰，正所谓无痰不成疟也。防风、桂枝、生姜之辛温以透表，藿香、厚朴之辛苦以理脾胃之浊气。

如关节有湿作痛者，加羌活一钱五分；如内热烦渴，无汗者，加干葛三钱，减半夏一钱五分，去桂枝；如七日以后脾胃虚弱，加白术二钱、人参一钱，减半夏一钱五分、防风五分，去厚朴。

少阴之疟现症

足少阴肾经受病者，必因房劳恣欲，内伤元气精神，故邪得乘之而病。其藏远，其邪深，必成三阴之疟，发于子午卯酉之间。初起肾与膀胱为表里，须先服升散之药四剂，后用补药培植肾元。其现症当腰膝无力，肢体虚倦，形容枯槁①，烦躁不宁，六脉虚微、虚数、虚弦。治法不出清升补益之剂。

升散主方

当归二钱　茯苓一钱五分　川芎一钱　人参一钱　陈皮一钱
独活五分　甘草二分　生姜二片　大枣二枚　升麻二分

空心午前煎服。

邪陷少阴，以升麻、独活升发之；邪满血分，以芎、归和理之；而养正则用参、苓，和中须借陈、甘。

如有痰，加半夏一钱五分；如恶寒，加桂枝五分。

补益之剂

当归二钱　人参一钱五分　黄芪一钱五分　知母一钱　柴胡一钱
川芎　陈皮各五分　升麻三分　甘草二分　生姜一片

如前煎服。

养正可以胜邪，故参、芪益元气，芎、归补血脉，升麻举发陷下之邪，陈、甘和理脾胃之滞。如有痰，加半夏一钱五分，减芎、归；如阴虚，加何首乌三钱、知母五分。

厥阴之疟现症

厥阴者，阴之尽也。病从劳伤努力，血气虚弱，暴怒郁

---

① 槁：原误作"稿"，据文义改。

怒而发，其邪易陷而难愈。疟发于寅申巳亥之分，寒少热多，六脉虚弦无力，初以小柴胡合四物汤，先为清散，后以补中益气汤主治，乃效。

清散主方

柴胡二钱　陈皮一钱五分　半夏一钱五分　人参一钱　茯苓一钱
升麻五分　甘草三分　生姜二片

如前煎服。

厥阴风木受病，以柴胡为君，升麻为佐，以清散郁满之邪；二陈汤加人参益脾土，不使木邪反制，庶邪热易解也。

如肢体头目烦痛，则加防风一钱五分，去人参、升麻。

补益之剂

当归　川芎各二钱　人参一钱五分　半夏一钱五分　黄芪　白术
茯苓　陈皮各一钱　柴胡一钱五分　甘草　升麻各五分　生姜三片
大枣一枚

如前煎服。

参、术、芪、茯益元气以和卫，芎、归补血以和营，二陈为健脾运痰之要药，升、柴以达虚陷之清阳。

如经月不愈者，前方加醋炒常山一钱五分，即愈。

或曰：病有但热不寒，但寒不热者，何也？

答曰：但寒不热者，牝疟也。阴气独盛，真阴亏损之症也，以温补之药主治。如但热不寒者，牡疟也。阳气偏盛，元阴虚损之候也，以清补之剂主治。

温补之剂

半夏二钱　茯苓一钱五分　陈皮　肉桂　防风　干姜各一钱
羌活五分　炙草二分　生姜三片

如前煎服。

气虚则寒，是方温中兼补益，补益兼升散也。

如日久元气虚极，加人参二钱、白术三钱。

清补之方

何首乌五钱　柴胡二钱五分　知母二钱五分　人参一钱　橘红一钱　当归一钱五分　贝母一钱五分

煎露五更，热服。缪仲淳谓：露服何意？因夏伤于暑，秋必发疟，乃露能解暑，世所不知。

阴虚则邪热伏于血分，是方清补，兼杜疟痨。

如日久不止，加乌梅一枚。

或曰：无痰不成疟。如清痰消积，非槟榔、草果、青皮、常山之类不可，所以当归饮、四兽饮诸方，古今遵守，而吾子置之不用，何哉？

答曰：时有古今，则人有厚薄，执古方以治时人，我为不可。况此四物摧坚破聚，大耗元神，岂可轻用？医者能知内外、表里、寒热、虚实之因，不失先后、标本、次第之序，何病不愈？而必欲用此峻利之药，以求近功。故痨疟每因于禁截，疟癖定由于克伐，谁谓四物可轻用也？故余治疟三十余年，槟榔、草果，百人之中不过一二；青皮、常山，百人之中不过四五，非竟置不用，盖苦今人无可用者耳，何也？今人不如古人也。

或曰：疟癖、疟痨二症，当何以治？

答曰：外感之疟，失于表散，则邪热郁陷于经络、血脉之中，日久不清，寒热交作，遂成痨瘵，即伤风不省，成痨之症也，治法用清补之剂加减。若疟癖，则系内伤过于削伐，脾土受伤，肝木反制，致中气不和，而肝邪与痰积混陷于至阴之分为病也。元气壮盛，则癖渐消；脾胃虚弱，则癖复长。

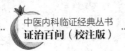

治法当用温补之剂加减，以培脾胃自愈。若专于治癖，无不偾事者也。

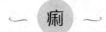

或曰：痢之为病，何欲去，则闭塞难通，淋沥不净，不欲去，则里急后重，窘痛下迫。常闻痢者，利也。今不利为利，其有说乎？

答曰：痢者，正欲利其所不利也。《内经》谓之滞下，盖取结滞不通之义，实属无形湿热之气迫滞于下，多由升降不得其权也。医者知之。

或曰：所痢之积，或红或白，或黑如豆汁，或腥如鱼脑，或有即愈，或有难愈，以至于死者，有所分别邪？

答曰：其病有脏腑、表里之分，其积有寒热、虚实之因。为治之法，慎之于初者，易愈；失之于分利者，难治。若误医传脏者，必死；及以外感为内伤者，亦死。其色之不同，则随气血之虚实、寒热之深浅而变焉。多因伤于气分则白，伤于血分则赤。白者易愈，红者难治。气血相干，红白兼有者，亦难愈。此症皆由大小肠受积滞而为病也。夫积滞者，虽云湿热之气蕴酿而成，然亦借水谷之糟粕而化，故曰易愈。若日久则气血日衰，饮食日减，热毒日深，由腑传脏，其色如鱼脑、豆汁者，脾败也；如鱼脑者，肝伤也；如屋漏水者，肾绝也。所谓传五脏者，必死也。

或曰：痢独见于夏秋，春冬则少，其是夏伤于暑，秋必疟痢之谓乎？

答曰：不然。若暑毒干于脏腑，或霍乱，或吐泻，非伤即中，立刻便发，安能久待？《经》云：夏伤于暑，秋必疟痢者，非人为暑所伤，乃自伤暑之时令也。盖夏令宜热，热则在外之风暑，由汗液而透达，则无疟。热则谨慎饮食，则肠胃不为生冷所干，湿热之气无由而入，则无痢。今人畏暑贪凉，外则迎风借冷，闭遏汗液；内则饮水漱水，恣啖酒果。不独暑邪闭遏，而湿热之气、甘滑之积留于肠胃而不去，至秋冬收敛，毒邪内盛，随触而发，非疟即痢。此一伤字，非被伤之伤，乃伤时之伤也。若在夏而能慎居处，节饮食，不独二病永杜，其法天地，顺阴阳之至人乎。

或曰：盛暑之时，人皆豫服香薷饮、六一散，以防其毒，究竟不免此二症，其故何居？

答曰：与其服此，不若慎起居，远房帏，惜精养神之为胜乎。药能去病以活人，不能保人于无恙。故《易》曰：勿药有喜。若仙家之服食长年，大多荒唐其说，岂足深信？岂不闻药者，有病则病受之，无病则元气受之。今无病服药，先伤其气，一旦病来，将何补救？况香薷饮既冷则失其辛散之气，愈增阴凝之毒；而六一散甘滑之剂，岂可投于虚弱之人。妄为辟暑神丹，不论虚实概用，我只知其速死，若曰利人，未之闻也。

或曰：有病痢而噤口者，有老年茹素①而病痢者，多死，何也？

答曰：前文论病之原，则原于暑，而发病之因，各有所

---

① 茹素：吃素食，不吃鱼、肉等荤腥。

触不同。有外感风寒，有饮食内伤，即人之体性有虚实，肠胃有厚薄不等也。外感之痢，与伤寒同治，有三阴自痢，有三阳自痢之别。初起必然头疼身热，呕吐恶食等症。若以平常六腑积滞医之，必致风邪乘虚而入，痢伤元气而死，老人元气衰惫，肠胃之津液自亏。若初起不敢消导，致积滞不清，邪毒陷里，痢久精神愈伤，亦必死。至于茹素之人，肠胃素薄，饮食不堪，湿毒熏蒸，痢脱元气自死。故治痢者，须在七日之内先辨外感、内伤，及审其体性之虚实，量其肠胃之厚薄，察其胃气之有无。在表者先汗，在里者急下。下之未尽，再为化导，必俟肠胃清楚，谷食味甘，自然而愈。大凡外感利于汤剂，内伤利于丸药，如此分治，十无一损。但今病者，任性误医，后成危疾，悔之无及，不可不豫为之谨也。

治外感之痢脉症

外感痢者，外受风、寒、暑、湿之邪，不知解表，随秋收之令内陷于肠胃，与湿热之毒相并而成者是也。时人惟知治痢，不解疏散，先用硝黄之类荡涤有形之积滞，积滞虽行，而外感无形之邪乘虚已陷于胸中，必致痞结不舒，胃气闭绝，俗云噤口，大都如此。病家凡遇头重体热，或寒热似疟，痞满呕恶，饮食不思，肠胃窘痛，脓秽滞下者，其脉浮弦为风寒，浮数为暑，浮濡无力为湿，此属三阳自痢。宜用羌活汤先疏在表之邪，候邪从汗解，神清体萎，方可议服香连导滞丸，以去积滞。三日之后表里俱清，方以柴葛解肌之药和解，以香连丸治利，七日之后可保全愈。若表里一差，则变症蜂起矣。脉若微沉涩滑，或虚微无力，症见寒热往来，恶心呕吐，四肢厥逆，痢加鱼脑豆汁、屋漏水者，此三阴自利也。先宜桂枝汤解表，表邪已透，方以香连化导丸略导其积滞，继用理中汤，或四逆汤温补，平复之后，将香连固本丸培补根本，此为一定不易之理，不可不知也。

治三阳自痢疏表之剂

防风三钱　羌活一钱五分　干葛一钱五分　神曲一钱五分　苏叶豆豉　陈皮各一钱　甘草二分　生姜三片

煎服，午前后。

上方防风祛风，羌活祛湿，苏叶散寒，干葛清暑，豆豉消食，神曲化积，陈、甘和中，通治三阳表症之要药也。

如有烦躁口渴，则加干葛、香薷各一钱五分，减防风一钱五分，去豆豉；如恶心呕吐，乃湿热痰积为患，加半夏一钱五分，去干葛。

香连导滞丸，空心生姜汤下二三钱，如不行，连服，以通畅为主。三日前宜用前方，三日后止用后药。

治三阳自痢和解之剂

干葛三钱　柴胡一钱五分　山楂一钱五分　黄连　白芍　陈皮各一钱　厚朴七分　甘草二分　生姜一片

煎服，午前后。

邪热尚在少阳、阳明之表，以柴胡解肌。积滞尚在肠胃之间，以楂、朴、陈、甘分消化导；黄连清湿热，白芍和血脉。如阳明自痢，则去厚朴，用香连丸空心饮汤送下二钱，旬日后，另议调补为妥。

如有痰恶心，加半夏一钱五分，去白芍。

治三阴自痢清表之剂

防风三钱　羌活二钱　茯苓一钱五分　陈皮一钱五分　苏叶一钱桂枝五分　甘草二分　生姜三片

煎服，午前后。三日之前服此，不利多服。

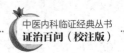

三阴自痢，多属里虚而外邪凑之，宜用温中散寒之剂。三日后当凭脉症，早辨虚实。实则无恙，虚则急用后方温补，以防发呃、滑下不禁之虞。

治三阴自痢清里之剂

白术三钱　人参一钱五分　黄芪一钱五分　茯苓一钱五分　陈皮泽泻各一钱　炮姜　肉桂　砂仁各五分　甘草二分

煎服，午前后。

如四肢厥冷，发呃，加附子五分；如久痢后重不禁，加升、柴各五分，黄芪一钱五分，去泽泻。

香连固本丸，空心参汤服三钱。

内伤诸痢脉症

内伤者，因无形湿热之气蕴积于大小肠，偶为饮食失节，并合于中，郁蒸成积。症当胸腹否满，里急后重，六脉洪滑，或弦滑，或弦数者，此系初起积滞未行，以煎、丸同服，攻逐为先，三日之前，表里分利，以疏通为要。

治内伤初起之剂

干葛　山楂各三钱　陈皮一钱五分　香薷　厚朴　黄连　车前各一钱　木香五分　甘草二分

煎服，午前后。

如白痢，加半夏一钱、生姜三片，去黄连；如红痢，加白术一钱五分、当归一钱，去厚朴、木香。香连导滞丸空心白滚汤下三五钱，不利再服，以利为度。

红痢初起，知其脉症为有余，要在三五日前急用前方，表里攻逐，以去病为紧。若一迟疑，则元气内脱，积毒愈甚，不治也。

治内伤七日前后和中之剂

扁豆_{三钱}　车前_{一钱五分}　白芍_{一钱五分}　茯苓　黄连　陈皮_{各一钱}　升麻_{五分}　甘草_{二分}

煎服，午前后。

表里有余之邪，已经疏利相宜，此方和脾胃以分清暑热，是为调理之要剂。

如气虚，加人参一钱五分，减黄连、白芍各五分；如红积尚多，加乌梅五分；如腹痛，加金银花二钱。

香连丸空心服三钱。

治内伤半月前后调补之剂

白术_{三钱}　人参_{一钱五分}　黄芪_{一钱五分}　茯苓_{一钱}　陈皮　砂仁　升麻_{各五分}　甘草_{二分}

煎服，午前后。

痢久中气必虚，饮食日减，若非参、芪、茯、术，不足以培脾土；土虚则中气痞结，以陈皮、砂仁开胃；气虚则气陷而后重，以升麻举其下陷之清气。

如小水不利，加车前二钱、泽泻一钱五分。

或积气未尽，以香连导滞丸，或香连顺气丸兼服。若元气①虚极，以香连固本丸治之。

治内伤血痢之症

暑毒伏于冲脉，其血因伤热而下，所谓血热妄行也。或鲜红散血，或紫黑凝结，其脉滑数，可治；若弦急，或涩数者，不治。此系肝经之痢，与脾同治方可。其症血与粪相错者易治，否则难调。

---

①　气：原脱，据文义补。

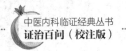

治内伤血痢之剂

白芍二钱　地榆一钱五分　黄连一钱　阿胶一钱　人参一钱
乌梅　升麻各五分　甘草二分

煎服，午前后。

赤痢，香连丸空心服二三钱。

所谓血痢者，冲脉受病，肝经不能维持耳。上方皆和肝益脾之剂。

或曰：有患痢至数月，或半年不愈者，何也？

答曰：此为休息痢也，以其痢久不休耳。此因初起失于分利，致湿热之气伏陷于冲任之间，气血为之不利，则绵远而不休。只宜调和气血，以培根本。不必因其积与痢，而徒事消导也。其症有胃气者生，无胃气者死。若脾胃尚健，饮食虽减而日进者，犹可久延。倘胃气闭绝，而脾土不运，肢体浮肿，气逆喘急者，必死无疑。大凡红痢在五十日外，不必拘于治痢，只是补脾胃之元气为主。元气得复，余病自愈。若泥于治痢，无不死者，学者当知。

治休息痢之剂

白术二钱　茯苓一钱五分　人参一钱五分　神曲一钱　泽泻一钱
陈皮　白芍　砂仁各五分　升麻二分　甘草二分

煎服。香连固本健脾丸，空心饮汤送下三钱。

此方与内伤补剂药同。

治久痢脾虚浮肿喘逆否胀之剂

茯苓二钱　桑皮一钱五分　橘红一钱五分　人参　车前　桔梗
白术各一钱　姜皮五分

煎服。

脾土虚寒，则气凝化湿，故以白术健脾，茯苓渗湿；桑皮、车前泄水之气，以宽胀满而和中；橘红、桔梗清肺之气，以定喘；人参补元气，以固本。水得温暖之气以分消，故用姜皮取其无酷烈之毒，而有利导温散之用也。《经》云：必先岁气，毋伐天和。天和者，四时当行之令也。至其时必有其气，气逆者病。故知命者，当豫防也。豫防者，非服药以却病，其顺天时，慎起居，节饮食，固神气之谓乎。

黄　疸

或曰：疸乃微疾，犯者甚多，有服草药而愈者，有用药日久反成中满而死者，何也？

答曰：因其病浅，忽而不治，或治之不善，遂成中满。故得病之因，调治之法，不可不知也。若病因饮食不调，肠胃之湿热不清者，轻；或寒湿之邪客于肌表不得疏泄者，亦轻；若内伤元气，劳烦不足，忧思失血，房劳酒积中得者，病在脏而不独在腑，治者不别，重伤其里，未有不至于死者矣。所以草药亦能活人，古方有时乎速死，好生者不可不慎也。

或口：疸之所发，固有轻重表里之分，然而所以致黄之故。可得闻乎？

答曰：黄乃土色，由脾土湿热之气抑遏而成。法如盦①酱而为黄色，不止内腐，虫蚁骤生矣。其病在腑，则黄在肌

---

① 盦：遮盖或密封有机物使之发酵。

表，可以小水透发湿热，使内外疏通，即草药亦可获效。若不识脏腑虚实，过服寒凉削伐之剂，使正气愈伤，脏腑之精、津、血液尽盫而为黄，致表里不及分清，补泻先后失宜，脾至大败，气血两亏，未有不成中满而死矣。及病成中病，复将臓治，以暴益暴，速死之法莫甚乎此，大可叹也。

或曰：治疸之法，有所分别乎？

答曰：湿热为标，内伤为本，标重则先其标，而不失其本。本虚则固其本，而兼及其标，则医者之能事毕矣。

治外感表邪黄疸脉症

寒湿客邪，郁蒸为热，致生阳之气亦不得透达而成黄，则黄从外始，此时内热未甚，故小便未黄，止于头重体疲，往来寒热，为病甚浅，急用后方疏解，得汗而散，使湿热之气不渗乎内，血脉自调。故脉微浮而数，是为轻症。病者当禁诸荤糟、面食、海味、甜酸、生冷等物。

治外感表邪黄疸之剂

茵陈三钱　干葛二钱　荆芥一钱五分　豆豉一钱五分　秦艽羌活　防风各一钱　生姜二片　葱头一个

煎服，不拘时。

肺主皮毛，湿热闭遏，谓之金郁，金郁则泄之，故用荆、防、羌活、干葛味辛气薄之剂，以透发其邪。郁蒸为黄，则邪在肌表，故用茵陈、豉、葛，气平味苦之药，分清脾胃之气。偏用辛散之味者，盖取风能渗湿之义耳。

如胸中否满，加枳壳一钱；如恶心，加半夏一钱五分。

治饮食内伤黄疸脉症

多食生冷，则伤湿；好食糟面，则多滞。有形之物，蕴积肠胃，不能分消，湿热之气，渗及肌表，不能疏泄，盫而为黄。黄从内发，故小便先赤，由内达外，则两目、四肢无一不黄矣。内则胸膈胀满，恶心烦渴，二便不利，此为实症，脉当沉滑或弦滑有力。三日之前，原宜前方先服，以散其表，继用后方，荡涤有形之积滞，以清其里。

治饮食内伤黄疸之剂

茵陈五钱　山楂三钱　神曲一钱五分　陈皮一钱五分　红曲枳壳各一钱　木通五分

煎十分，另泡生大黄三钱，热服，以利为度，不利再服。

《经》云：邪在下者，引而竭之。此方使湿热之气由荡涤而清也。茵陈具陈腐之用，从治湿热之气，以为君；二曲化内蒸之湿热，以为佐；大黄气味苦寒，以泻肠胃之湿热，为臣；以山楂，枳实、陈皮、木通之辛苦，以利肠胃之积滞，为使。

如有瘀血者，脉必弦涩，而寒热交作，小便利而大便结，则加桃仁二钱，红花、归尾各五分，去神曲、陈皮。

上方七日以前可服。

治黄疸利解之剂　治七日以后，表里虽清，黄色未尽，胸膈不快，二便欠利者，犹有余邪未尽也。脉必滑而虚数，数而不清，当以此剂和之。

茵陈五钱　泽泻二钱　神曲一钱五分　干葛一钱五分　陈皮猪苓　黄连　红曲各一钱　生姜二片

煎服①，午前后。

如胸膈作胀，加枳壳一钱、陈皮五分；如大便秘结，加枳壳一钱、山楂二钱。

---

①　服：原作"复"，据文义改。

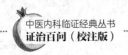

褪金启脾丸，空心姜汤服三钱。

上方分清表里、上下，不伤元气，便于多服。

治内伤元气里虚黄疸脉症

凡黄疸，不论外感内伤，有余者多，不足者少。若绵延日久，不虚而虚，须用后方斟酌主治。虚者脉多沉微涩弱，或涩数不清，症当饮食减少，肢体愈瘦，颜色黄黯，中满泄泻，寒热交作，调补无疑。如肚腹膜胀，气逆喘急，五脏之真气已竭者死。

治内伤元气里虚黄疸之剂

茵陈五钱　茯苓三钱　陈皮一钱五分　泽泻一钱五分　炮姜防风各一钱　肉桂五分　姜皮一钱

煎服，空心午前后。

如脾虚作泻，加白术一钱至三钱，减茯苓一钱五分。

如元气虚极，加人参一钱五分，或参、术同用；如真阳不足，加附子五分。

此治内伤里症，谓之阴黄，当用温补之剂，岂可概以黄疸施治，而不顾其本邪？故非参、术不能挽回。若气喘腹胀，脉弦短涩者，不治也。理中丸空心白汤送下二钱。

治女痨疸脉症

脾胃之元气先亏，冲任之血脉不调，房劳酒客寒湿偶伤，并发为疸，此为不足中之有余也。其色黑黄，其颜枯萎，六脉虚数微弦，系阴虚火盛之病。当以清补之药主治。

治女痨疸之剂

茵陈三钱　知母一钱五分　茯苓一钱五分　车前子一钱　干葛一钱　牛膝　丹皮各五分

煎服，午前后服，七日后加人参一钱至一钱五分。

金匮肾气丸空心服三五钱。

盖黄疸之为病，不出脾肺二经。肺主皮毛，脾主肠胃。皮毛之邪宜汗解，肠胃之积宜下治，故分内外伤二症。若表里两字，则无有不相兼者，自在医者能别其轻重之权耳。至于内伤元气，及女痨黄疸，自属里虚发为外症，不可与前二种同日而语。若不急于调补，而谬以有余治之，未有不立毙者也。要知病久元气日伤，治法当理脾胃为先。正所谓土为万物之母，培土正所以养万物也。病皆如此，好生者慎之。

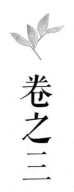

卷之三

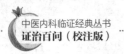

～ 水 肿 ～

或曰：水肿一症，其水如何不从小便中分利，反行于皮肤肢体之间，而为肿为胀邪？

答曰：非水也，气也。《经》云：三焦者，决渎之官，水道出焉。膀胱者，州都之官，津液藏焉，气化乃能出也。又云：饮食入胃，游溢精气，上输于脾，脾气散精，上归于肺，肺气通调水道，下输膀胱，水精四布，五经并行。以《经》义论之，皆由气之施化通调，若气虚凝涩而不化，便成水肿矣。

或曰：既云气不通调施化，只宜否满作胀，如何为水肿？其水只宜蓄于肿中及肠胃之间，如何能至皮肤分肉之外？若能至皮肤分肉之外，如何说气不能施化通调？若其水不能自行，必赖气行则行，其气既能行于皮肤，独不能通于肠胃邪？

答曰：所言水者，实无水也。若有水，其水自能下渗，不能外溢为肿胀矣。只因脾、肺、肾三经真元之气先亏，所以成此肿胀，何也？当运在脾，脾虚不能营运，肺、肾之气何以交通？所以肺不能施化，肾亦不能通调，不运、不化、不通，三焦之气闭塞，决渎之官自危，则是上下出入之机关皆不利矣。不利则水道不通，津液亦闭，血脉不流，尽化为水，水因气闭，气因水壅，日渐臻于肿胀矣。

或曰：肿与胀有所分别否？

答曰：不同。肿者，水积、水渍、水畜①、水溢、水渗，皆有形之水，故曰肿，肿于四肢、头面。胀者，无形之气虚，故只胀于胸腹之中，四肢不甚胀，即胀或左右四肢相伐而肿胀也，故另立一门。

或曰：肿属水，胀属气，孰吉孰凶，医治相符否？

答曰：气本无形。既胀，反致有形，凶而难治。若水肿者，因气闭而水道不通。若使脾、肺、肾三经之元气，上下交通营运施化，在皮肤者，渍以为汗；在膀胱者，通以为溺。实者利之，虚者益之，寒者温之，热者清之，无有不愈者也。只要分别虚实寒热，调气为先，分水次之。分治水肿脉症，《指掌》可谓详明，前文又发明致肿之义，下文不及多赘，只以一方为主，临病加减可也。

治水肿主方

苡仁三钱　桑皮　泽泻　茯苓皮各一钱五分　真苏叶　广陈皮　姜皮各一钱　肉桂五分

煎服，早晚空心，日服二剂。

土能制水，苡仁、茯苓淡而渗者也；陈皮之苦，生姜之热，热以行之，苦以利之，所以理脾胃，非补益脾胃也；桑皮之甘淡，泻肺中之水气，而泻中有补；苏叶之芳，姜皮之热，以助透表，所谓金郁泻之，亦开鬼门之义也；泽泻咸寒，泻中有润泽之性，专利于肾；以肉桂之温润，茯苓之淡渗，所谓在下者引而竭之，以利小便也。

营运转输在脾，初起先理脾胃，加苍术一钱、陈皮五分，去苡仁，服二日。

---

① 畜：通"蓄"。

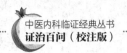

施化宣通在肺，次则先理肺气，肺主皮毛，加荆芥一钱，去肉桂，服二日。

决渎通调在肾，继当疏利膀胱，加车前子一钱五分、猪苓一钱，服二日。七日之内，以尽三法，毋论寒热虚实，皆可服也。

如气逆而喘，肺苦气上逆，急食苦以泻之，加杏仁一钱、枳壳五分。

如中宫胀满不宽，中满者泻之于内，加大腹皮一钱五分、青皮五分。

如日久中气已虚，脾泄，体倦，胃薄，加白术一钱五分，去苡仁、苏叶，煎服。金匮肾气丸空心白汤服三五分。

如虚寒体倦，气虚形痿，日久不愈，加人参一钱五分，白术一钱至三钱，肉桂、附子各五分，去苡仁、苏叶，煎服。金匮肾气丸空心白汤服三五分。如内热，加干葛一钱五分、黄连五分，去桂；如日久者，白汤下金匮肾气丸三五分。

鼓　胀

或曰：鼓者，似鼓之形也。又云盅者，何也？莫非有盅蚀而成邪？

答曰：非也。此二字，皆比喻之义。鼓者，象其形；盅者，似其义。无非虚假之气，气运则宽，气滞则胀。得生阳之气则宽，禀阴凝之气则胀也。

或曰：屡见鼓胀者甚少，而死者恒多，何为也？世无良医邪？鲜治病之良方邪？抑无道地之良药邪？

答曰：世谓风劳、鼓膈，实病难医，未尝言不医。生鼓病者甚多，未尝坐以待毙，无有不可调治者。所苦者，苦于病人不知自家受祸之深，致病之由。性急而欲速，惟求一刻之宽以为快。在医家不知医理之隐微，凡气之造化，执一己之见，守画一之方，自矜专门治鼓，往往试之，初起有元气之人，见得洞泄而宽。如此愈者，十止一二。宽后果能自重保养，可以无虞。若不善调摄，反①复一二次即死。因此自谓此方，可以通医天下人之鼓矣。若试之久虚、久病、元气已败之人，洞泄一次，脾气愈虚而愈胀，泻至气喘而死，如此死者十居八九。甚有医家执一偏之见，我自遵东垣，从丹溪、立斋，以王道为主。只见是补益脾胃之元气，气能充满，其胀必宽，初服无恙，服后少有胀满，病家疑为补之过也，医家悔其补之谬，复用泻药，泻之不效则补，补之不效则泻。或病家欲速更医，彼云该补，此云该泻，彼云该守，此云宜和，病家方寸惑乱，卜之神明，愈觉中无定见，所以愈治而愈觉加病也。谓之难医者，不死于病而死于药也。

或曰：既不死于病而死于药，可以不服药而全愈邪？

答曰：鼓胀，原显明易见之症。第苦医家、病家不明补泻之理耳。若余治病三十年，水病鼓胀者已曾经历千人，所活者十分之三。三分之中，亦非药力所能专治，皆自知受病之因，自知调理之法，自知医自愈者，非药力之功能也。难

---

① 反：原作"翻"，据文义改。

言不服药，难言不补泻，全在病人知病善养，医家知药善治，主客相投，而获十全之效。以平素得心应手方法，备悉于后，以俟高明印证。倘能如法调治而获效者，以征不肖习医救世之本愿。

或曰：既有善治之法，何止于十全一二？

答曰：水病初起，原未必至于必死。但今之人，性情不同，受病迥异。若病已成，则精枯神竭，元气已败，即有夺命仙丹，又焉用之？

鼓病先调性情

盖鼓病，病于性情急燥者，恃其强阳之性，生平无和缓之气，元气日渐而伤，兼之纵欲嗜好，虚灵之神、元和之气，无日不损，加之酒色剥削愈甚，一有暴怒郁结不舒，忿忿不乐，闷闷不快及借色欲醇酒以自遣，遂成此病也。

又有一种性情执滞者，在外木讷不言，在心中无一刻之宁，千思万算，日夜踌躇而不快，此乃自绝春生发达之气矣。苟有外事所干，不平之气所加，惟郁怒而不发，使营卫闭塞，生气内绝，反以酒色财气为一身之独任，则胀满不旋踵而成。须借后法，先调性情，预知致病之因，将昔日之性情，自悔自释，毫无触发，先明此病为必死之疾，竟以身心为必死之身心以待之。凡身外之物，世间之事，一切置之不问，示之以必死，则必生也。必须觅一静室，寻一二知己。代劳家事，潜心静气百日，如后调理，庶有生机。

鼓病次节饮食

盖饮食本欲资养后天之生气，独鼓病在脾胃，不能健运之所致，全赖节食为要。节之之法，全以谷气为主，荤菜次之。宁使其易饥，毋使其过饱，宁频食而少，毋不时而多，必令谷气不断，生意不绝。鼓胀脉证，《指掌》已备，今只叙治法。治之之法，以百日为期，如法调理，元气未为全复，再养百日，病根始拔，不致反复，然必谨慎三年，可保无恙。

初服治鼓之方

前论中已明言，情志抑郁，营气先病而成。今药宜理脾胃为主，忌用克伐之药，以益心肾兼之，忌用大补，以轻清之剂和之。

白术二钱　茯苓一钱五分　广皮一钱五分　泽泻　防风　砂仁各一钱　川芎五分　当归五分　炮姜五分　肉桂五分

加煨姜三片，午前空心时煎服。

半月之前宜服此方。以白术益营气为主，服五日加五分，至三钱止；以茯苓之淡渗，同泽泻之分利为臣；陈皮、砂仁和中理气为佐；防风、姜、桂透其清阳之气；川芎、当归调营气，以和血脉。此方服十剂后，当继服后方。

中服治鼓之方

白术三钱　茯苓连皮用　人参各一钱五分　陈皮　防风　泽泻肉桂各一钱　附子五分

加煨姜三片，午前后煎服。

营卫，人身之阴阳也。以参、附益卫气，以术、附和营气，营卫并和，发生健运之力有裨。以茯苓、陈皮和中宫之浊气，防风升清，泽泻利浊，此方可以常服。

人参加至三钱，肉桂加至五分，附子加至一钱五分，三味为治鼓之要药也。

空心继服后方丸药三钱。

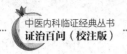

益气丸

人参一两　泽泻　丹皮各五钱　沉香三钱　椒红①三钱　附子一钱五分　肉桂一钱五分

人参益三焦元气，为君；丹皮、泽泻清三焦之火，为臣；沉香、椒红化中宫凝浊之气；附子、肉桂补命门生阳之火。

日后鼓病全愈，用金匮肾气丸常服，以收全功。

或曰：前方唯有补而无泻，何也？谚云：气无补法。用补剂而愈胀，何也？

答曰：凡气有余而胀者，元气充实，形神未惫，方可以攻逐之药下之，下后必借前方加减调理，可保无虞。

附论鼓胀

或曰：胀满之症，乃名曰鼓。其病何起？其义何居？

答曰：人之脾土，实养四脏，是具坤静之德，而行乾健之功，能使肝肾之阴上升，心肺之阳下降，何病之有？若乃七情内攻，六淫外贼，饮食房劳致虚，脾土于是转运之官失职。虽受谷食，不能舒化，阳乃自升，阴乃自降，清浊相混，隧道壅塞，郁而为热，热留为湿，湿热相生，遂成胀满。中空外坚，有似于鼓，又名曰蛊，若虫侵蚀之义也。

或曰：鼓病既成，其势凶危，得生者鲜，然有可治，有不可治。治之之法，抑凭脉乎？抑凭症乎？

答曰：鼓症有五，治各不同。理宜调补脾胃，养肺金以制肝木，使脾土无贼邪之患，滋肾水以制君相之火，俾肺金

---

① 椒红：椒实的外皮。因呈赤色，故名。

得清化之令，却咸味以防助邪，断妄想以保母气。房帏劳怒悉尽戒绝，渐可图安。最忌急求通快，劫以松之，松而复胀，去死不远，此古人大禁。通利防害真气，宜大补中行湿利便，以人参、白术为君，苍术、茯苓为臣，黄芩、麦冬为使，以制肝木，少加厚朴以消腹胀。气不运加木香、木通，气下陷加升麻、柴胡，血虚加补血药，痰盛加利痰药，随其症而加减之，宁有不效邪？论其脉，专在人迎、气口，以占生死。洪大可生，沉伏主死。至于六脉轻浮易治，虚细为难。更视色相，唇黑伤肝，脐出伤脾，背平伤肺，缺盆平伤心，足心平伤肾，以及齿焦苍，唇卒肿，手掌平，阴囊俱肿，膝大如斗，纵有灵丹，不免赴夜台矣。

或①曰：死症无复言矣。第脉尚有神，色象未至于告终，而胀急气喘，顷刻难扶。若必以前法，塞因塞用，参、术从事，倘求轻而益重，濒死病人，何以当之？窃闻有急则治标之说，曷先宽导，从缓培补，可乎？

答曰：是说虽佛古人之良法，然而去危就安，渐补气血真元，亦是有理。但气、血、色、食、水五症，必须清心火养脾土，全运化之职。肺气下降，渗道开通，则腐败之气，上化为汗，下化为溺，渐以分清。若以急治，将上好食盐四两炒燥，以皂绢袋盛之，缚于脐上一夜，取看色红者，血鼓；色白而燥者，气鼓；色黄者，色鼓。湿者，水鼓；臭者，酒食鼓。勘验既真，宜求对症之药。今总立一方，不拘何鼓。先服取效，后则分理治之。调胃制肝，保肺益肾，以致清宁。然于既瘥之后，须调神气，养性情，节饮食，慎起居，永无

---

① 或：原作"客"，据文义改。

再发。苟或不然，复发一次，再亏真元一次，再而至三，救无路矣，可不畏哉。

治五鼓主方

大附子　当归尾　石菖蒲　白豆蔻　穿山甲　五灵脂
鸡心槟榔　酒拌大黄　生麦芽　陈胆星　桃仁　杏仁各等分

以上十二味，各依常制，研极细末，每服五钱，砂仁汤下。早服此散，晚服金匮肾气丸，间服十朝，顿然通快。

鼓为气血凝滞，阴寒所致也。以附子之热，气血药侠之勇行，则无处不到；穿山甲之穿透脏腑经络，罔勿通关以为使。槟性沉重以攻下，蒲心利窍以开心，豆蔻香以利气，杏仁苦以泻喘。血之凝也，用破血之归尾，走而不润不凝，五灵、桃仁散瘀消血。痰之结也，开以胆星。食果停焉，磨以麦芽，复用大黄之苦，以将军领之，宁无成廓清之功邪？

在上者汗之，如麻黄、防风、羌活、独活；在下者利之，加车前、木通、大腹皮、猪苓、泽泻。

虚者，加茯苓、陈皮；实甚者，加三棱、莪术；小便黄如栀子者，黄胆鼓也，加茵陈，倍大黄。

积聚癥瘕痞块

或曰：积聚癥瘕痞块，其形症始末与治验有所分别否？

答曰：其名分有六种，六种之中各有分别。有形无形，属气属血，在腑在脏，宜守宜攻，应补应泻，辨明于后。

或曰：《指掌》云：积者，积也，日积月累而有形，应五脏而分居本脏地位，如何而生？如何而治？

答曰：不然。五脏属阴，阴主闭藏之气，其积之始生，本无形之气，其气应五脏，情志有所抑郁，而生气日闭，积之既久，方始有形，有形则现病，其形一定不易，只在本位。故名曰积。此症极多，初起尚属无形之气，虽积而易散，若日久成形，深根固蒂，因积为害。而精神亦渐虚损，或形枯气脱，而成不起者有之。

肺之积为息贲，盖肺主气，以司呼吸之息。因平日多悲，悲则气消而耗。素性多忧，忧则气滞而结。本经之元气既消，呼吸之机关亦滞，故曰贲。贲者，闭也。其息闭而不顺，日积月累，而成息闭之症也。其呼吸之息，虽亦如常，喉中若有所碍而不顺，语言则怯而费力，似喘非喘，似痛非痛，如物之有碍，如痰之结滞，实无物无痰而无形之气症也。其脉沉而不散，弱而无力。余治此病，以天气肾气不纲之义主治，以温补而愈，不用古法古方。

紫菀三钱　人参一钱五分　桑皮一钱五分　茯苓　泽泻　橘红各一钱　车前子一钱

午后临睡时煎服。服十帖加肉桂三五分，十帖加附子三五分，人参加至三钱，紫菀减至一钱五分。

肺主气，以人参益元气为主。紫菀开郁，桑皮泻气，橘红顺气，泽泻、车前引气下行，桂、附导火归阴，以散胸中痹结之气。服后继服金匮肾气丸加沉香一两，常服全愈。

伏梁为心之积，非心自有积也，此膻中之积气也。《经》云：膻中者，臣使之官，喜乐出焉。今因心气不平，志意不快，气郁于胸中，不生喜乐，积成痹气。初本无形，惟心志怏怏，只宜后方速怡即愈。如认为有形之积，从事攻伐，则神气愈伤，便有形象，如臂之横梗心胸之间，与屋梁相似，谓之伏梁。此皆神志不畅而成也。脉多弦伏或沉弦，或细数无神，日久形容憔悴，饮食日减而无味，虚寒虚热，心中如有所失，时有叹息，服后方愈者甚多。

丹参三钱　人参一钱五分　茯神　枣仁　远志　菖蒲　益智各一钱

五更黎明时煎服。服十帖，人参加至三钱，丹参减至一钱，二十帖后服后方。血气虚加当归一钱，阳虚加附子五分，多郁加郁金细末五分，调服。

伏梁因心气抑郁，神气不足，以丹参育心气，和心气以开郁；远志、益智、菖蒲化膻中之气，而痞结自清。茯神、枣仁、人参、当归补益气血，以安心主之神，所谓主明则下安也。

肝之积曰肥气，肥气者，易大易长之义。此症甚多，盖由郁怒伤肝，肝气不能条达，使阳生之气不能发生，而郁于两胁之间，日积月累而成者，谓之肥气。凡发疟之时，其邪不能透达，痰涎留滞，或疟正发时，不守禁忌，偶吃生冷饮食之类，而生积者，谓之疟母，轻而易治。若无暴病郁怒而生者，谓之肥气，重而难治。其症寒热似疟，方得饮食，呕逆恶心，日渐月长，至心脾地位窘迫而痛，其脉两关沉弦而急，或弦滑而数，以后方同丸药，从容调理自愈。若欲速而攻伐之，则先伤肝脾之元气，必成中满，中满传为鼓胀，必死之症矣。

煎方

柴胡　白术各一钱　橘红一钱五分　楂肉二钱　半夏三钱

初服可加白芥子五分，青皮五分，久则忌服伐肝之药；

日久加白术三钱，人参加至一钱五分，去楂肉，加肉桂五分。可以常服。

丸方

白芥子七分　生半夏一两　橘红七分　青皮　川芎　白术各一钱　木香　沉香各三钱　瓦楞子三分。

醋调神曲和为丸，午前后服二钱。

肥气与痞气往往相似，屡见肥气初起在左，渐渐挨①至中间，是木临土位，所胜者妄行，所不胜者受克，其势必危。上方虽曰疏肝，实益脾之要药，所谓不治已病治未病也，

脾之积为痞气。痞者，否也。天气不得降，地气不得升，升者降者皆止于中宫矣。此皆因多思伤脾，脾气郁而不舒，营气先闭，闭则不通，以致成积。上下之气与中宫之气并结而成，故先痞而后满，满则后胀，其形易大，若克伐太过，遂成鼓胀。以六阴之脉聚腹，得寒凝而成也，其脉必沉，沉而必弦滑，以健运分清之药治之。

白术二钱　陈皮一钱五分　半夏一钱五分　人参　泽泻　防风　苍术　枳实　炮姜各五分　肉桂五分　生姜一片

空心午后服。

脾具坤顺之德，而有乾健之运，土虚则不能健运，而成痞积矣。以益气为主，佐以分消之剂，白术加至二钱，去枳实，加茯苓一钱五分。肾之积曰奔豚，如江豚之状。凡遇阴晦风雨之天，江豚喜泛于水面，奔而善走，发则从下攻上。攻上之时，觉累累之形梗起，微微作响，直攻至心坎，冲塞于胸中，少顷随响依旧归下，毫无形迹者是也。此肾经虚极，

---

① 挨：靠近。

命门火衰，本经阴凝固结之气，日积而成病者，宜早调治为妙，如攻至心胸，则不可治矣，何也？水乘火位，心主无权故耳。六脉必沉而无神，极微极弱，宜用后方调治。

泽泻三钱　人参　附子　茯苓　肉桂　沉香各一钱

午前后煎服。

日久加人参三钱，泽泻减至一钱，与丸药兼服全愈。

丸药方

人参二两　茯苓　泽泻　丹皮各一两　沉香一钱　肉桂　椒红各五钱　附子二钱五分　吴茱萸五钱五分　炼蜜为丸，每服三钱

肾气不足生阳，不能上温者，多有此病，绝似寒疝，人多忽之，非参、附不能温补，前方屡屡获效。最忌破气、寒凉苦泄及芪、草、术、芎、归、芍、知、柏等药，日久八味丸兼服，则不发矣。

或曰：六聚与五积，将何以别邪？

答曰：五积本五脏之病，初起本无形之积气，早治无恙。若绵延日久，真气日损，则积久成形，便有性命之忧，所以备悉主治。六聚者，六腑有余之浊气也。其气聚则有形，攻筑于肠胃、两胁、心胸之间而为病。病时有形，痛止自散，一如盗贼聚而劫夺，散则潜踪。善于调摄戒劳气者，可不药而愈。若发时，必因外有所触而发，宜随所触而加减方可也。

治六聚主方

山楂三钱　半夏一钱五分　延胡索　枳实各一钱　陈皮一钱　木香　砂仁各五分

加生姜煎服。

如外寒触发，脉多浮紧或沉紧者，必畏热畏寒，加苏叶一钱五分、羌活一钱、防风一钱，去木香、砂仁。

如感怒触发者，脉必沉滑，而恶心、恶食、饱嗳，加麦芽二钱、神曲一钱五分。

或曰：癥瘕何如？治法如治不痊，无有害乎？

答曰：癥者，可癥而有验也。有湿痰、有积食、死血，男女小儿咸有。偶然停滞，日久不消，与块无异。以后方服，以丸药为主。六脉必滑而有力，病在肠胃之间故也。

煎方

山楂三钱　陈皮一钱五分　半夏一钱五分　枳实一钱　砂仁一钱　槟榔　木香各五分

加生姜三片，午前后煎服。

如湿痰，其脉必濡滑，其块软而不痛，或大或小，加半夏一钱五分、苍术一钱、白术一钱，去山楂、木香。

如死血，其脉必芤涩、弦涩，其块按之觉痛，加红花一钱，桃仁、归尾各一钱五分，去半夏、木香。

或曰：瘕者何所成也？甚有终身不愈者，何也？

答曰：瘕者，假也，假物而成形，独在妇女行经不谨或产后失于禁忌，寒邪客于胞门子户，怒郁于冲任之脉，假血而成。血瘕多在少腹，隐僻作痛。只宜丸药常服，兼以煎剂补血、调经、顺气，脉必沉弦涩数者是也。

丸方

当归四两　川芎三两五钱　香附　延胡索各二两五钱　砂仁二两五钱　红花　木香　艾各一两

炼蜜为丸，空心饮汤下三钱。痛止经调即止药。

血瘕之病，久远不愈者，听其自然，只要精神充足，无恙。如一味消刻，元气反削，瘕乘正虚而愈甚。其有因药而死者，戒之戒之。

或曰：痞块复有分别乎？

答曰：此痞即脾之否积也，本无形而至有形，气虚所积，不必重论。夫块者，即瘕之类也。癥之为块，与瘕相类，皆假借痰气血积而成。病在三焦、肠胃之外，空隙之间。此在皮肤空隙之间，有形有块可据，或痛或不痛，此经络血脉中有所阻滞，借精、津、血液日积月累而成，无移动，服药不应，唯外用膏药熨火，方与脏腑之元气不相干，而块亦易于消矣。其脉平和，饮食如常。若听信外科，内服消药，外伤元气，必增他病。若久远无碍，听其自然，不可用刀针刺割，致筋肉经脉肿起，结块反大，硬而增痛不浅也，戒之戒之。

或曰：前论何独备悉于五积，而忽略于六聚、癥瘕、痞块也？

答曰：癥瘕痞块，若轻浅而初起者，不妨医治，亦必有精神元气者，方可攻伐。若平素虚弱，或年深日久者，以不治为主，即不害性命。如五积之病，初本无形之气所积而成，只因人之元气先虚，虚则成此疾，若急于医治，未免损伤本元，传为中满，鼓胀浮肿，元气大败而死，故专重而备悉之。

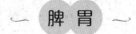

脾胃

或曰：何为有胃气者生，无胃气者死？

答曰：胃气者，生气也。生气者，神气也，谷气也。人以胃气为本，即天地亦赖土王用事为主。若四季无土，则不能生长收藏矣。所以木无土则不足以培植，火无土则不能潜藏，金无土则不生，水无土则不蓄，故曰脾具坤静之德而有乾健之运。今人后天资生之气，全赖于脾土，则精神气血有所裨益。若脾虚不运，四脏不能禀受水谷之精气，精气日衰。胃乃水谷之海，若胃气不纳，精气先绝，故使土德不惭，则生机日进矣，此谷所以为资生之本乎。《经》曰：安谷则昌，绝谷则亡。

或曰：脾胃不宜有病，病则生机日减，可不危乎？

答曰：胃主司纳，脾主营运。若失饥伤饱，脾胃之元气先损，损则司纳营运不能，而诸病会集矣，何也？夫饥则胃空，而胃家元气必伤，过食则胃实，而脾家之营气亦困，遂至形神肌色日渐萎弱。何况另兼别症，相沿而病邪，所以东垣以脾气为主论。

或曰：欲脾之健运，胃之纳谷，以何法调理邪？

答曰：调理之法，以和为贵。和之法不一，在饮食宜频而少，使饥饱不失时。脾主信，以准节为功。脾喜温而恶寒，禁用生冷之物。脾喜通而恶滞，宜用虚糁易消之物，凡坚硬难化者忌之。脾喜燥而恶湿，凡油腻、茶汤、冰水，不可多用。脾喜香而恶臭，不妨兼焙、炒、炙、熁辛香以开胃。人之脾胃，有厚薄，有虚实，有寒热，生成性体不同。若欲治病，必先审明胃气如何，即欲治脾胃之本病。及别经之各证，亦必先调脾胃。脾胃若健，不惟病易愈，即所服之药，亦易见功也。

或曰：治脾胃之本病，与《指掌》同乎？异乎？

答曰：凡脾所受之杂症，各备本病门。若脾胃自病者，《指掌》亦备。余所集者，脾胃自家之元气久虚，又兼各脏

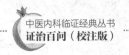

元气自虚之症，各门所未备者，悉列于后。

肺之脾胃虚脉症

母能令子虚，因脾胃之元气先虚，水谷之精不及游溢上潮于肺，肺失母气而亦虚，所以形萎，自汗烦渴，饮食噎塞，痰涎黏稠，胸中气满而喘咯不便，不思饮食，食亦无味，肢体倦怠，六脉微而缓弱，以清补为主。

石斛二钱　人参一钱五分　茯苓一钱五分　黄芪一钱　紫菀一钱　桑皮　橘红各五分　五味子一分

水煎，午后服。

石斛、黄芪、茯苓、橘红和脾气，以助营化之力；人参、紫菀、桑皮、五味清肺气，以杜喘咳之虚。

如喘咳已缓，加麦冬一钱五分，去桑皮、紫菀。

心之脾胃虚脉症

多虑则神气耗散，多思则脾气郁结，思虑所伤，肢体困倦，饮食不思，食亦无味，精神恍忽，睡卧不宁，烦热舌干，痞满不舒，膻中郁郁不乐，六脉不畅而虚微带数，以补益心脾营气为主。

枣仁三钱　龙眼肉　黄芪　白术各一钱　茯神一钱　人参一钱五分　当归一钱五分　远志肉五分　益智仁五分　炙草三钱

空心临睡煎服。

虚则补其母，神、枣、归、远、龙眼肉补心血，益心气，以安神明；参、芪、术、益智、甘草补脾元，益胃气，以和营卫。

肝之脾胃虚脉症

肝胆甲乙之木，乃发生之始，以应春生之节令。脾胃戊己之土，为资生之本，以应四季之寄旺。二经发生营运之令不足，其气反陷，绝其生机，则四肢困惫，饮食不甘，否结不快，行步艰难，语言懒倦，六脉微弱，弱而虚数，以补益营气为主。

人参二钱　白术一钱五分　当归一钱五分　柴胡五分　黄芪橘红各一钱　升麻　甘草各二分

黎明午前，姜枣煎服。

虚者补之，清纯之元气虚极，以参、芪、术益元气为主；下者举之，清阳之元气下陷，以升、柴举而升之；陈皮、姜、枣，和中启脾。

如木临土位，清气陷而殡泄者，加白术一钱，防风、桂枝各五分，去归。

如恶心有痰，胸满痞满，加半夏一钱五分、橘红五分，去当归。

肾之脾胃虚脉症

肾为生气之根，为先天之基。脾主营运之权，为后天之质。肾气一虚，根本不固，门户不谨而滑泄，小便频数，欲便不利，腰枢坠痛。脾气一弱，仓廪失职，食饭减少，肌肉消瘦，中脘否结，清气陷而殡泄，六脉微而软濡，以温补主治之。

人参一钱五分　白术一钱五分　杜仲二钱　肉豆蔻一钱　茯苓一钱　补骨脂　砂仁各五分　五味子二分

空心午前煎服。兼服八味丸或六味丸。

杜仲、补骨以益肾，五味子、肉豆蔻以固门户，人参、白术以补元气，茯苓、砂仁以和脾胃。少腹隐隐而痛，加肉桂五分；水不利，加泽泻一钱。

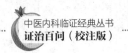

泄 泻

或曰：如何为泄，如何为泻，有所分别否？

答曰：泄者，溲泄也，五脏之病也。五脏者，藏精气者也。五脏之真气先虚，不能固藏，使元气下陷而为泄。泄则脏气更虚，久久形神萎弱，渐传中腹肿胀。何也？病势缓而不能早治，任其日深月盛，元气耗散。须分五脏主治，有虚无实，以补益为主。

泻者，倾泻也，六腑之病也。六腑为传导出入之府，必因内外有所伤触而泻。泻则直倾而下，势不能缓，甚则完谷不化，水道不分。若泻脱元气，危在旦夕。当随所感之因，或在外感，或在内伤，分而施治，补泻、温中、升提不定也，泻之势暴而速，其愈亦速，不若泄之绵延而难愈，

或曰：前论泄与泻，有脏腑标本之分，古今之论皆言脾胃，何也？

答曰：然诸症各有专司。譬如咳嗽专司在肺，泄泻专司在脾胃，胃为水谷之海，无物不容，脾任健运之职，无物不化，故脾土为后天资生之主。四时无土，不能致生长收藏。五脏无土，何以资精神气血。若脾胃一虚，四脏不能禀受水谷之精以资生，在精神气血不生，在形神色脉日萎，岂可不预为调理也，余固曰脾土为一身之本。

五脏五泄脉症

诸泄之症，是五脏之元气不能主升降闭藏之令而下泄，泄久不觉成为痼疾，何也？脾主信，习惯自然而至，但不若

泻之暴速耳。

心泄者，每遇劳烦费心则五志烦热，小便涩数，大便欲泄而后重急迫，其泄如火，心脾之脉虚数或滑，而似痢非痢之状，以香连丸兼治。

肝泄者，《经》谓洞泄也。春令宜温而反寒，寒主收敛，木气不能发生透达，其生阳之气反郁，陷于脾土之下，每至寅卯时，腹中作响，暴注而下泄即愈，此为洞泄。若有物之势及泄时反有限，无非虚气，亦即发生之气也，其脉虚弱无力，宜升阳益气汤与四神丸兼治。

脾泄者，谓之殠泄也、殠渗也。本经气血失于营运，致浊气在上而生䐜胀，清气在下而生殠泄，时时有殠泄之义。胸中痞满，昼夜无度而泄，泄久传为䐜胀矣。六脉濡软沉滑无力，以升阳胜湿汤、六神丸兼治。

肺泄者，大肠泄也。肺与大肠为表里，肺气虚大肠亦虚，而不能禁固，时时欲去，后重不已，所谓滑泄是也。甚有随浊气下渗而泄者，其脉微弱无神或空大无力，以升发益气之药同兜涩固肠丸主治。

肾泄者，子丑黎明而泄也。肾为门户，开窍于二阴，主闭藏精气。至子后阳生上升泥丸，为发生之始。本经虚寒，一交子后，肠鸣气陷而后泄，甚至肠鸣气陷不已，交黎明而又泄，即是生气日虚，六脉涩弱而虚，或两肾无根，或空大搏手，以温补脾肾之药及八味丸兼服。

治五泄主方

白术三钱　人参一钱五分　黄芪一钱五分　茯苓一钱　煨姜一钱
炙草二分

午前煎服。

泄从气陷，陷则顺下而泄，以上诸药之甘温，温从补益，甘以平缓，使气有所固闭，宜从五脏现症加减。

如心泄者，脉必虚数不清，加丹参（炒）一钱、益智仁（炒）一钱。暑天暂加黄连三分（吴茱萸炒）。

如肝泄者，脉必浮弦或沉弦，加防风一钱五分，柴胡一钱，升麻、川芎各五分。兼服四神丸，空心饮汤下二三钱。

如脾泄者，六脉濡滑，微弱少力，加防风一钱五分，苍术、羌活各一钱，陈皮五分，去芪。

如肺泄者，脉多弱而微、细而虚，加肉豆蔻一钱，人参、附子、升麻各五分，兼服固本启脾丸，空心参汤下三钱。

如肾泄者，两尺必虚，或微，或大而无根，加肉桂一钱、五味子七粒、补骨脂（炒）一钱，兼服古方肾气丸（焙热）四钱或五钱。

或曰：凡治泄泻，必分利水道，谓之分理阴阳，前方不用分理阴阳，何也？脾胃不和，于顺气消食之药亦宜兼用，今竟不用，何也？

答曰：前文所云有虚无实，当知有补无泻理也。若用消伐宽胸之药，在五脏元气不虚矣。不虚何致元气下陷而泄？所以主方不用消克。倘胸中不快，于陈皮、砂仁、益智、木香可加五分。所云利水道更不宜泄者，泄元气耳。本非水泻，元无分利之义。若泽泻、木通、车前、猪苓，宁不耗泄元气，而使清阳之气益下陷邪！

或曰：五泄之义明矣，其泻之义，幸亦分略之。

答曰：有外感者，寒泻、湿泻、暑泻；有内伤泻者，伤食泻、生冷泻、酒积泻、湿痰泻。

治外感泻主方

防风三钱　茯苓一钱五分　陈皮一钱五分　半夏一钱五分　羌活
苏叶各一钱　甘草二分　生姜三片

空心午后煎服。

以其外感，二陈汤和脾胃，佐使羌活、生姜、防风、苏
叶，疏散在表之邪。

外感寒邪作泻，六脉浮紧，恶寒，恶心腹痛而泻者，加
猪苓、厚朴各一钱，桂枝五分。

外感暑毒作泻，六脉虚浮而数，恶热烦渴，腹痛水泻，
加干葛二钱，香薷、泽泻各一钱，黄连五分，去生姜、羌活、
苏叶，空心煎服香连丸二钱。

外感湿邪作泻，六脉濡软无力，小便不通，而关节无力，
疼痛，加苍术一钱五分，猪苓、泽泻各一钱。

治内伤泻主方

白术二钱　陈皮一钱五分　半夏一钱五分　神曲一钱五分　木
香五分　厚朴一钱　甘草二分　生姜三片

午前后煎服。

内伤饮食作泻，脉必沉滑有力。腹胀痛泻，加麦芽一钱
五分、山楂二钱、豆豉一钱、砂仁五分，去白术。兼服保和
丸，空心姜汤下三钱。

内伤生冷作泻，脉必沉迟或沉弦，腹痛呕恶，加苍术一
钱五分，肉桂、干姜、砂仁各五分，兼服苏合香丸，姜汤化
服一丸。

内伤酒积而泻，脉必沉滑或弦滑，腹痛呕恶，后重有积
者，加干葛三钱、泽泻一钱五分、藿香一钱、豆蔻一钱，兼
服香连顺气丸，空心姜汤下三钱。

内伤痰积而泻，脉多滑数，或沉滑，或弦滑，绵绵而痛，痛则必泻，加半夏二钱、茯苓一钱、猪苓一钱，去木香、厚朴，空心服橘半枳术丸三钱。

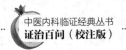

~ 饮 食 ~

或曰：饮食本养生之物，日用之所需者，如何至于伤食？如何至于发热？如伤寒外感之状邪？

答曰：食积类伤寒，内伤辨要中已备。然而致病之因，因于劳伤中气，兼之失饥过饱，脾胃之元气先弱，斯时善于调理者，预知其劳烦失饥，只用薄粥调理，斯无内伤伤食发热之病矣。今人见大饥之后，则用大饱，不知已损之脾胃，焉能消化？所以停积于中，否满胀闷，嗳腐呕酸，发热体倦，口苦舌燥，气急便结，诸病杂至矣。善治者，禁食两三日，以平和之药消导，或先用吐法，吐去在上痰涎，其气一伸，其食即传送小肠，病势顿减。不知者竟投通利下药，在大小肠之旧食先行，在胃脘之新食，因下而虚，反停滞于中脘，为害不浅，所以痞满愈增，壮热日盛，如伤寒之状矣。治此当分析脾胃之元气有余不足，并辨其所伤之物，有生冷、炙煿、腻滞、新久之分，总不外外感、暴怒、劳顿诸项，今定主治数方于后。

伤食兼外感脉症

气口之脉洪滑有力，为内伤饮食，若人迎之脉亦浮，必有外感寒邪。有外感，所以内伤之食愈不能消，则胸中胀闷，嗳腐不清，肢体因倦，而寒热交作，头痛身热，一如伤寒之症。须内外兼治，表里皆和。

陈皮　神曲各一钱　防风三钱　羌活　苏叶　麦芽　豆豉各一钱　生姜三片

不时煎服。陈皮、神曲、麦芽、豆豉，腐熟水谷以消饮；防风、苏叶、羌活，达表以疏风寒。

如恶心，加半夏一钱五分；如作胀，加厚朴一钱。

外感已解，若内热而大便燥结，加厚朴一钱五分、山楂二钱，去羌、防、苏叶。

毋论所伤生冷热物，以此为准。

伤食有余脉症

六脉有力，形神充厚，气口滑大，心胸痞闷而膜胀，三脘作痛，后出余气，此食填至阴，以后方消导。

山楂三钱　麦芽二钱　陈皮一钱五分　神曲一钱五分　厚朴　豆豉各一钱　槟榔五分　甘草二分　生姜三片。

不时煎服。

消食无如顺气，陈皮、厚朴、槟榔顺气宽胸之峻剂也；消食先求腐熟，腐熟则小肠易于盛受，山楂、神曲、麦芽、豆豉腐水谷之良药也。

恶心欲吐，以葱头三枚、豆豉五钱、生姜三片，煎二碗热饮探吐。食在上者，一涌而愈。食在下者，气得升提亦易化。

如先怒气而停食，或伤食而加气者，加青皮一钱、柴胡一钱。

里虚伤食脉症

平素中气或虚，虚则不易纳，纳则不易消，所以三脘否结不快，不思饮食，食亦无味，肢体困倦，乍寒乍热，腹泻腹痛，即些须之物亦不能消，六脉微弱，举按无神，以温补兼消导之剂和之。

白术二钱　陈皮　麦芽各一钱　半夏一钱　神曲一钱　砂仁肉豆蔻各五分　炙草二分　姜二片

午前后煎服。

如中气素寒，加炮姜一钱，肉桂五分。如中脘素有湿痰，恶心，加半夏一钱五分、茯苓一钱。三脘作痛，加山楂三钱，减术五分。如元气已虚，加人参一钱。

或曰：有伤食者，又有伤饮者，有伤冷热荤素者，不识有所分别否？

答曰：食为有形有质之物，若停滞不消则伤胃。饮为有形无质之物，若停留不运则伤脾。所以另叙一方于后，以便择用。至于荤素生冷炙煿，虽有分别，但一入胃中，则混淆难辨，冷热荤素，恐难确辨矣。即前药不偏寒热，从乎中治，俱无有碍者也。

伤饮脉症

饮即茶、汤、酒、水之类，或脾虚不运而结滞，或暴渴多饮而停留，或豪兴狂饮而沉醉，或僧家清客以茶茗自供，往往至后面黄肌瘦，脾泄中满，烦渴肿胀。若遇利疾，危者不少。六脉濡微细滑，举按无力，后方通治。

苡仁三钱　茯苓二钱　桑皮一钱五分　陈皮　猪苓　泽泻苏叶各一钱　苍术五分　生姜一片

午前后煎服。

多饮伤脾，脾湿多病，治饮之法，不出上下表里分消，而苡仁、茯苓渗脾湿之药也。桑皮、苏叶表肺湿之药也；泽泻、猪苓去膀胱湿之药也；苍术、陈皮利肠胃湿之药也。

如脾虚泄泻，加白术一钱、肉豆蔻一钱，去苡仁、苏叶。

如肺虚，加人参一钱、白术一钱五分，去苡仁、苏叶、陈皮。

如水乘肺部，面浮作喘者，加杏仁一钱、苏子一钱五分，去猪苓、苏叶、苍术。

如四肢肿胀，加大腹皮、陈皮、姜皮各一钱。

如伤酒恶心呕吐，加干姜三钱、半夏一钱五分、藿香一钱，去苍术、桑皮。

如常饮茶汤者，加白术三钱、苍术五分，去苡仁。

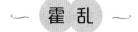

霍 乱

或曰：霍乱吐泻，如何起于仓卒之间？

答曰：霍乱者，挥霍变乱之义也。人生以阴阳平和为贵，若阳争于外，阴争于内，或阴抗于外，阳扰于内，谓之阴阳错乱。彼此不和，一如仇敌，故仓卒之间，上下不通，其气闭而闷乱，绞肠腹痛，呕吐恶心，暴注下泄，危在顷刻。

或曰：霍乱发有先吐者，有先泻者，亦有不吐泻者，有转筋者，有呃逆厥冷者，有生有死，何以别之？

答曰：霍乱为暴疾，生死实在顷刻，不可不慎之于初也。然致病各有其因，总不外无形之暑湿所干，有形之痰食所遏，使三焦闭绝，内外不通，寒热交攻，阴阳戾乖，卒然而发。发时只上下相通，表里疏泄，其气松透不至闭闷。若上不得吐，不下得泄，其气滞于腹胸，为干霍乱者凶，所以饮汤、粥汤、热汤，冷水入口即死。宜通宜泻，忌塞忌补。急治之法，第一以生姜五钱、食盐二两，煎汤三五碗，候温顿饮探吐。吐后即用打砂之法，先刮颈项，次刮两臂，再刮二脚弯，其砂紫黑为妙。刮砂之后，最忌饮冷水，饮冷水者，后必变病。然须审明属寒、属热、属食、属痰，分为主治。第此症有内伤、外感、在经、在腑、在脏、虚实不同，临症细察，可以无虞也。

外感风寒暑热脉症

若夏秋之交，暑气未散，初交秋，偶因风邪遏于外，暑毒郁于中，则头痛、恶寒、身热，两关脉必沉弦或浮紧，使营卫不通，阴阳乖戾，肠胃不通。上闭则先胃痛而恶心，下闭则先腹痛而欲泻。若吐则胃痛，泻则腹痛，是寒暑随吐泻而散也。若不能吐泻，急宜探吐刮砂，继服后方疏通表里。

干葛三钱　半夏一钱五分　陈皮一钱五分　厚朴　香薷　苏叶各一钱　藿香一钱五分　甘草二分　生姜三片

不时煎服。

如头痛、关节痛，加防风一钱五分、羌活一钱。

如不能吐，加淡豆豉一钱五分、葱头一个。

如不能泻，加木香一钱五分，热服即泻。临初云：霍乱忌热，今用热服，此因寒凝所致，故邪亦宜审察，慎之。

如已曾吐泻，加砂仁一钱、茯苓一钱五分，去苏、茹。

若头痛已减，体热与吐泻已止，加茯苓一钱五分、扁豆三钱、砂仁一钱、泽泻一钱五分，去苏叶、香薷，减干葛二钱，以为调理。

以干葛、苏叶清风暑，若寒湿，再加羌、防，以治在表之邪；以香薷、藿香、生姜清暑湿，后增扁豆以和中。凡有呕吐泄泻，多属气滞痰凝，二陈汤为必用之药。

内伤湿暑痰饮食积脉症

长夏初秋，暑热用令，脾胃不和之时，宜谨节饮食，若任情违时，露坐凉亭，恣食生冷，以致疟、痢、霍乱诸症。先时伏于身中，稍有内伤外感，陡然而发，发则六脉沉伏，或沉滑，或浮弦急数不一，现症口腹闷胀，窘痛恶心。若得少缓，不能吐泻，甚至四肢厥逆，冷汗如雨，烦渴躁急而死。

陈皮三钱　藿香一钱五分　半夏一钱五分　豆豉三钱　厚朴
苍术各一钱　甘草二分　生姜三片

不时煎服。

如渴，加干姜二钱，去苍术。如不泻，加香薷一钱五分、枳实一钱，去豉、苍术。如伤食，加山楂三钱、神曲二钱。

凡食填至阴，以通利为主，前件俱通药也，不偏寒热香燥克伐，以便通治。

或曰：转筋吐泻，属火属寒，为虚为实，由腑由脏，何危之甚也？

答曰：转筋之病，纯属暑火，绝无寒湿。此症正属诸呕吐酸，皆属于火；暴注下迫，皆属于暑。暑之性暴而逼迫，阳明主宗筋，暑干于肠胃，肠胃属阳明，以热极而宗筋燥急，并及腹痛，此阳症也，四肢不冷，为轻。又有一种，肝主筋，暑毒传于厥阴，厥阴之络环阴器而主宗筋，所以转筋入腹，兼之四肢厥逆，囊缩舌卷，是阴虚血少之症，为重。六脉浮弦急数者轻，沉伏不应者重。虽经吐泻而不愈者，须清暑毒以和血气，润燥舒筋之药急治之。

扁豆三钱　木瓜一钱五分　橘红一钱五分　车前子一钱　茯苓
一钱　香薷　藿香各五分

不时煎服。

如未经吐泻者，加豆豉三钱、香薷一钱，去扁豆、茯苓；如已经吐泻，尚有转筋之病，属阳明则渴欲饮冷，脉数多汗，肢温，加人参一钱、麦冬一钱五分、黄连五分，去藿香、香薷；如已经吐泻，尚有转筋腹痛之病，属厥阴厥逆，原属火症，忌服热药，加当归一钱、川芎五分，去藿香、香薷。

因暑湿为本，不外分清解散。因火盛而燥，阳明、厥阴喜润而恶燥，故佐滋泽清润之剂。

或曰：甚有因霍乱而吐泻，肢体自汗厥冷，烦燥脉脱者，何也？

答曰：此等因平日酒色过度，或谋虑伤神，中元久虚，偶为暑湿生冷内触而霍乱。霍乱之病，不得不为吐泻，以越竭闭郁之邪。因其暴吐暴泻，真元之气随吐泻而虚脱，津液随吐泻而枯槁①，若非后方，十无一二可生。

人参五钱　麦冬一钱五分　陈皮　炮姜各一钱　肉桂一钱　甘草
五味子各五分

煎浓急服。

如不烦渴，不发躁，加白术二钱，去麦冬、五味子。

如虚寒倦卧，面青肢厥，胀满腹痛，舌卷囊缩，此三阴虚寒之病，加白术三钱、茯苓一钱五分、干姜一钱，去炮姜、麦冬、五味。

如吐泻不止，加茯块三钱、白术一钱五分，减人参二钱五分，去门冬。

元气暴脱，全赖参、附回阳；津液暴竭，必得麦、味生津；陈皮和中，姜、桂温中，此即建中理中之义也。

———————————

① 槁：原误作"稿"，据文义改。

或曰：霍乱之症，独见暑天，缘何亦有三阴之虚寒病邪？

答曰：人人知夏暑为炎威之令，只以六一散、香薷饮、冰水、瓜桃生冷为解暑之物，以杜霍乱、中暑、疟、痢诸病。不知夏月阳气尽浮于表，惟伏阴在内，往往皆受前项之累，颐生之士，当以此为戒。

若转筋腹痛甚者，男以两手兜阴囊，女以两手摩两乳，即愈。因厥阴之络，络于阴器，厥阴之气，至乳头而终耳。或以醋浇热炭上熏之亦可。或以滚汤一桶，置食盐一斤，以两腿浸汤中亦可。

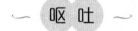

呕　吐

或曰：呕、吐、哕三者，皆胃气所现之病，何故有太阳、阳明、少阳之分？

答曰：胃气不和则为呕、吐、哕，致呕、吐、哕之因，有三阳之分。太阳寒水主吐，少阳寒热相兼主呕，阳明纯火主哕，后文自有分别。

或曰：致病之因有三，受病总属于胃，胃既自病，何法治之？甚有汤药皆不受，治将何如？

答曰：胃为水谷之海，无物不容，无物不纳，主入而不出者也。至呕、吐、哕，岂止三阳而已，有寒有热，有虚有实，有形无形，新久之不一。若胃因病而触，胃气不和，虽有呕、吐、哕之病，病去胃气即平和无恙，饮食如常也。其病浅而轻，谓之有余，新起之病易治。若久病，不拘三因，本经自家元气已虚而自病，谓之胃气虚弱，水谷日减，精神日弱，所谓无胃气者也。脉无胃气者死，其病深而重，难治。今虽分症数门于后，再以古方古法参考主治，方为入彀①。

或曰：何以为吐，吐之病有几？幸明详之。

答曰：吐者，直出也。在伤寒杂症门中属之太阳，太阳属寒水，此时初感寒邪，胃家正受寒气，胃中水谷不能腐熟，因寒客于胃，恶心而吐，吐则开口，一涌而出，出时有物无声，故曰吐。名曰太阳，太阳主表，若至吐而必恶心，泛泛而欲吐者。在太阳受寒也，脉必浮紧，或弦滑，或沉滑。彼时有头痛身热，颈项拘急，恶心而吐者，此因外感无形之邪，左脉必大，以太阳之药为主，兼和脾胃，急宜疏散，无使传里。若无头疼、项强太阳表症，只是太阴受寒，恶心体倦，喜食辛辣，此谓太阴脾与胃自病，必因内伤生冷有形之物，或兼外受寒者，右脉必盛，以和脾胃之药为主，佐以外感之剂。然而致吐之病尚多，或因饮食茶酒及反②胃恶阻，另有本门，不在此例。

治吐症主方

半夏三钱　陈皮一钱五分　茯苓　藿香各一钱　厚朴一钱　甘草三分　生姜三大片

不时煎服。

如内伤生冷为主，兼受外寒者，加苏叶、防风、神曲各一钱五分、麦芽二钱，去茯苓。

---

① 彀：原指弓箭射程所及的范围，后喻圈套、牢笼。
② 反：原作"番"，据文义改。

如外感客寒为主，兼有寒疾宿食而吐，以疏解为先，加防二钱、羌活、苏叶各一钱五分，去茯苓。

或曰：何以为呕，呕之病有几？

答曰：呕者，有声而有物也。呕本胃中不能容忍，恶心而欲吐，所吐之物，无非痰涎水饮，在伤寒热症属于少阳，故寒热兼之。《经》云：诸呕吐酸，皆属于火。故有声有物，乃木火土同病也。若治杂症，以胃病为主，兼理肝胆。若治热病，和解少阳之邪，兼理脾胃。呕家之脉必弦，弦滑多痰，弦数多火，弦迟多寒，弦浮多风。寒热往来似疟状者，从外治；无往来寒热者，以杂症内治。

治呕症主方

半夏三钱　茯苓一钱五分　橘红一钱五分　藿香一钱　甘草二分　厚朴　枳实各五分　生姜三片

不时煎服。

如杂症脉弦滑者，多痰，加枳实五分、白术一钱，去藿香。

如脉沉迟浮紧，多寒痰郁气，加苍术一钱，去枳实。

如微弱细滑，本经胃虚气弱，加白术二钱、人参一钱、砂仁五分，减半夏一钱五分，去枳实、藿香、厚朴。

如往来寒热，似疟而呕，脉必浮弦而滑，加柴胡一钱五分、黄芩一钱、干葛一钱，去藿香、厚朴、枳实。

如食积凝痰，作酸而呕，脉必弦滑而数，加山楂三钱、神曲一钱五分、黄连一钱，去藿香、厚朴。

或曰：哕状何如，治法与呕吐有所别邪？

答曰：哕者，今之所谓干恶心也。但有声而浊浊而长，无物可呕者，此阳明本经之实火也。又有无声无物，惟延颈开口，一息之间即止，止即随发者，本经之虚火也。所谓虚火者，本经气虚，阴火上冲也。所谓实火者，本经郁气火化也。或热病邪热留于阳明胃腑而哕者，正所谓诸逆冲上，皆属于火也，则哕属火之象无疑矣。脉多弦滑而数，浮沉不定，虚实不等，详而明之。

治哕症主方

半夏二钱　茯苓一钱五分　橘红一钱五分　甘草二分　黄连 枳实各一钱　生姜二片

不时煎服。

如胃家实火，加山栀一钱、竹茹一钱。此症脉必有力。

如胃家虚火，加人参五分、白术一钱，去枳实，减黄连五分。此症脉必无力。

如阴火逆冲而哕，加人参二钱、白芍一钱五分、竹茹一钱，去枳实，减黄连五分。此症脉多虚弱无力。

或曰：甚有非呕、吐、哕，只于恶心恶食，不思饮食，即欲饮而不能，见饮食而反加呕恶者，何也？

答曰：此本胃家自虚自病，别无内伤外感之兼症也。其人必平素中气久虚，在胃不易纳，在脾不易消，即无病而常病，脉多微弱，后方主之。若久病久虚，脾胃之元气不醒，不思饮食，食而难化，见食恶心者，后方主之。若高年童稚，为饮食过饱所伤，见食畏恶而恶心者，均宜后方主之。

白术三钱　人参一钱五分　陈皮　半夏各一钱　黄芪　砂仁 各五分　白豆　藿香各三分　炙草二分　煨姜一片

早晚煎服。

脾气喜香燥通顺，前方本皆甘温，而兼之香炒，从其性以开胃健脾。若脾胃受病，其气必滞，滞必否满，虽欲益元气，必假芳香之药，先诱其脾气开可耳。

～ 反 胃 ～

或曰：胃主司纳，无所不容，何以致其呕吐之由，抑有所因乎？

答曰：胃之下口，即小肠之上口，小肠为盛受之官，变化出焉。饮食入胃，赖脾气以营运，则在胃之水谷先为腐熟，其至精至微无形之气，转输于四脏，四脏受此水谷精微之气为化津、精、血液。其腐之物，渐渐下输于小肠，小肠受盛而变化，下行于阑门，泌别其水谷。液为溺，分于膀胱，由小便而出。其糟粕为粪，分于大肠，大肠为传导之府，由幽门而出，此为常度。只因脾、肺、肾三经元气久虚，虚则营运生化之理失常，使三焦之气有升无降，有出无入，初之泛泛不和，为呕为吐，吐久则顺其上炎之性，竟成反胃矣。

或曰：反胃一症，明系脾胃不和，大小肠不能受盛传导，其理至当矣。而又云肺肾者，何也？

答曰：医者、病者，咸知为胃病，不知大小肠亦病，能知脾、胃、大小肠病，正不知肺、肾先病，子母之元气久亏而病也，何也？肺为天，天气刻刻要降，降则肾受母气而地道通。地道通，大肠始得传导输化之力，况肺与大肠为表里，亦息息相通，以无形之元气，化导有形之糟粕也。所以人犯

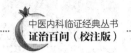
反胃者，真元之气日损，上下之气久绝，肾主门户，大便不通，肺气不降而反逆，延至水谷饮汤皆不能进，进则尽化白沫而吐出，势必至于形槁肠涸而死。

或曰：如此之病，亦有全生之理邪？

答曰：大凡病之初生未必死，必死之病，死于必死之人耳，何也？若人有病，无论新久、轻重，认为必死之病，早访明医，究问病症的确，然后静养调摄，志诚服药，不为庸医所误，即遇必死之病，可获全生。但今之生病者，不惟轻忽，不肯调摄，妄投医药，以病试药，即轻病变为重病，至必死临危，求生晚矣。医治之法，先宜潜心静养，谢绝世法，顺其情而和调饮食，以后方从容调理，如是百日，未有不生之理。

反胃脉症

胃有三脘，近咽者，谓之上脘；近小肠者，谓之下脘；中为中脘。得食即吐者，病在上脘。胃家自病自虚而不纳，随气逆火炎而吐，吐出之物，犹未消化也，以养胃清火之药主治。停久而吐者，病在中脘。脾气不能营化，随气火炎而吐，吐出之物，将欲腐而未变也，宜清火顺气消导之药主治，新起以治病为先，久则兼补兼消。日远者，只以调补为主。反胃初起之脉，滑数有力，有神者可治，若脉多沉涩而弦急者不治，此因脾气之元气已绝，不能营运转输以传导耳。此正所谓无胃气者，死也。

山楂肉三钱　贝母二钱　橘红一钱五分　白芍一钱　白术一钱
黄连　枳实　人参各五分

黎明煎服。渣煎午前后服，服药宜徐徐而进，不宜急骤。

反胃初起，先因气虚而气郁，郁则化火，火郁则生痰，痰、气、火并郁于中，遂或反胃。故用参、术以益气，楂、实以顺气，连、芍以清火，橘、贝以消痰，是和中清和之剂也。

初起元气未亏者，加枳实五分、黄连五分、石斛一钱五分，减参、术。

如脾气久虚，加人参一钱、白术一钱五分、石斛一钱五分，减黄连、枳实。

如日远气血皆虚，大便闭结，加人参二钱、茯苓一钱五分、车前一钱，去连、实，减山楂一钱五分。

如肠胃已枯，元气虚极，下关上格，以童便浸人参三五钱、牛膝一钱五分、松子肉五钱，研细和匀，去楂、实，忌硝、黄之药。

或曰：反胃有汤药不能进者，将如之何？

答曰：用汤药而即吐者，脾胃之元气虚极，其火其气逆冲不顺，当用后法，暂止其吐，吐止服药可也。

黑铅二两　贝母二钱　楂肉三钱　川石斛一钱五分　白芍一钱
黄连五分

煎四五沸，陈年铁锈和入，徐徐而服，其吐立止。

如虚，加人参一钱五分。陈年铁锈先磨一钱，候药好，和服。

上药六味，以顺气平胃，清火消痰为主，加铅与铁锈者，金能制水，引气下达，以杀炎炎之势。

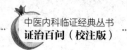

噎膈

或曰：噎之与膈，属虚属实，是火是实①，何以别之？

答曰：噎膈之病，有虚无实，有火少寒，所以少壮之人不病。病于精血枯槁，年老之人。犯此病者，忧思郁结，劳心费神，生机久少，津、精、血液久枯，肠胃干燥枯涩，以致有形渣滓不易传导，无质汤饮少少能通，致病之因不一，所现之症不等。咽者，嗌也。饮食不能下咽者为噎，噎塞而不通也，病在于肺，肺之津液先枯，精气不能下润而噎。甚有一见饮食，而心中先觉噎塞者，何也？其机先病也。须知病在气机，本无形之真气受病，故后方必先培补真气为主，佐清火消痰，滋燥润肺，壮水之药主治。脉见微弱缓滑者，可治；若涩数、细数、沉涩及皮肤枯涩者，不治。

麦冬三钱　人参一钱五分　生地二钱　知母一钱　枣仁　紫菀各一钱二分　牛膝　橘红各五分

清水煎服，子后寅前，人参可加至三五钱，病根方拔。

或曰：膈之为病，与噎之为病，治法同否？

答曰：膈于心坎之中，饮食不能进于胃脘者，为膈病。本心境抑郁，气逆膻中，津液结滞为痰。痰凝火郁，否结为痛，痛久成膈。亦有暴怒伤肝，饮食焦辣伤胃，胃络不和，有郁血死血阻碍咽路，汤饮可进而食物即不能进。其脉沉弦为气郁，滑数者多痰，芤而涩数者为死血。以脉症详定，先

---

①　实：据文义，当作"寒"。

治其病，继补其虚，可以十全一二。

紫菀三钱　贝母　楂肉各一钱　橘红一钱五分　枳实　杏仁各一钱　黄连五分

黎明、午前煎服。痰气不清，前方为主。

如有死血，加桃仁一钱一分、红花一钱、归尾一钱五分，去黄连、杏仁。

如积痰作痛，加半夏二钱、瓜蒌霜一钱。

如死血作痛，加玄胡、红花各二钱五分。

如大便闭结不通，加松子肉五钱、牛膝二钱，去楂肉。

或曰：上不能进饮食，下不能通大便，中宫则饥饿而不能食者，何也？

答曰：此关格症也，正谓天气不降，地气不通，内关外格之义也。此因脏腑皆虚，上下不通之所致。其脉滑数有神者，可治。沉涩不应，弦急虚搏者，不治。后方调中兼泻以通利为主。

紫菀三钱　松子肉二钱　贝母　山楂各二钱　人参一钱　枳实　杏仁　枳壳　当归各一钱　黄连五分　橘红一钱五分　牛膝一钱五分

黎明、午前煎服。

痰甚，加枳实、桔梗各一钱。

此方兼治膈症之不足。盖肺与大肠为表里，主阳明燥金，金水之源不清，阳明燥气受病，则津液竭而内燥。松子肉、人参、紫菀，肺金润燥益气之药也。血主濡之，血枯则液燥，而大便闭结，以当归、牛膝养血滋燥润肠之药为佐；橘红以顺气宽胸，枳壳以宽肠传导，为通利佐使之药。

或曰：甚有关格噎膈，汤饮绝不能进者，可有生理邪？

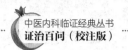

答曰：关格之病，总因咽嗌枯槁，肠胃燥结，所以上下不通。余屡用后法，惟以润泽滋燥、清补之药调理者，十全一二。

童便，以清白者，隔汤顿温听用。

参汤，用一二钱煎好，隔汤顿温听用。

饮汤，新鲜者，隔汤顿温听用。

人乳，新鲜者，隔汤顿温听用。

贝母，去心者五钱，膈汤顿温听用。

橘红一钱五分，隔汤顿温听用。

沉香二钱磨汁，隔汤顿温听用。

郁金一钱磨汁，隔汤顿温听用。

已上八汤，量情任意，随病加减，轮回而饮，如此常服不间，旬日之后，渐有起色。服至半月，若上下通顺，以饮汤、人参汤、人乳多服，如童便之类少服。如初服起，以童便、贝母、沉香汤多服，人参汤之类少服。

益元气虚弱，非人参不能补；血液之枯，非人乳不能滋养；童便，人身之真水也，以此济涸竭之燥，清炎烁之火。饮汤，谷之津液也，以此养胃补中，使得谷则昌。沉香、郁金为顺气、通关利膈之药。贝母、橘红为消痰开郁、清金化熟之剂。若再加潜性静养之功，此法未有不效，而病得以全愈者甚多。

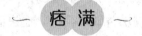

痞满

或曰：痞满者，所谓痞积、痞块而兼之胀满，抑另又有一种痞满邪？

答曰：此痞字，即前文痞积、痞块之痞字。此否满之否字，当从此否字为是。否满者，即中满之义也。无形之虚气，因营气不能分清利浊，天气不降，地气不升，所以天地不交而成否。否者不能畅快，中膈胀满，即今气虚中满之症也。不可混于痞积、痞块，同治可也。

或曰：中满之形症，有所分别乎？

答曰：中满形症，无非中宫虚满，不思饮食，食而不甘，强食亦多少可进，肢体虚痿，嗜卧懒言，意兴不扬，六脉微弱而无力，或虚弦而涩数。善于调治则无恙，若泥于消克，徒伤元气，必成臌胀，慎之。

治中满主方

白术二钱　陈皮一钱五分　茯苓　当归各一钱　人参一钱　川芎　泽泻　砂仁各五分　白豆蔻三分　柴胡三分

空心午后煎服。

气虚则气不运而滞，以白术为君，人参为使，益中宫之元气；以陈皮为臣，砂仁、白蔻为使，以化否满之浊气也；气满则血脉不和，以芎、归养血，使气血有所依附而并相补助也。

如六脉涩弱，正气虚极，形神虚萎，人参加至三钱，白术加至五钱，去砂、蔻。

如中气虚寒，形气萎弱，脾泄而兼之中满，内恶寒冷饮食，食而难化，外畏风寒，六脉沉微或细迟，加人参二钱，白术三钱，肉桂、附子各二钱，煨姜一钱五分，炙草三分，去砂、蔻、归、柴、泽、芎。

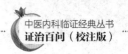

～ 恶 心 ～

或曰：前文所定呕、吐、哕，即恶心之义，若非恶心，如何致呕、吐、哕邪？

答曰：呕、吐、哕有呕、吐、哕之形状也。今也恶心，无有形状，只也胃口不和，畏恶之义耳。胃中时时有畏恶，盘旋欲呕之象也。

或曰：何以致恶心之病？

答曰：若初起泛泛欲吐者，此胃家初受寒邪，脉来浮紧、浮滑，宜温中散寒为主。若久远者，胃中必有积饮或郁火，脉必滑数，以和中清利为主。若久病体虚之人，此皆脾胃元气不足，脉多虚微无力，以补益元气为主。

半夏三钱　茯苓一钱五分　陈皮一钱五分　甘草　藿香　厚朴各一钱　生姜三片

不拘时煎服。

二陈汤和中调胃，顺气理痰之要药也；佐以厚朴、藿香之温散，以止恶心。

如受寒者，加苏叶一钱五分。如有痰饮，加枳实一钱、白术二钱，去藿香、厚朴。

如元气虚者，加人参一钱五分、白术二钱、砂仁五分，去藿香、厚朴，减半夏一钱五分。

～ 吞 酸 ～

或曰：饮食入胃，即得溶化，如何可以为酸，甚有吞吐之不等，何也？

答曰：郁热之气为酸，木曰曲直，作酸，肝之味也。饮食入胃，若能运健转输，不至停留，何致作酸？酸之本，本因无形之气郁蒸而不舒，久则气郁化火，火生痰涎，痰涎郁而不利，初则咽酸，咽酸日久为吐酸，从微而至甚也。咽酸者，初郁湿热之气也。吐酸者，久郁湿热之痰涎也。吐酸者，素有久郁之气，湿热之痰，新入之水谷，三合而成也。譬如冬时天气寒冷，食物可以久藏，如长夏湿热甚，即郁而成酸，其为气郁湿蒸，痰涎食积所生明矣。吐酸日久，渐成翻胃，脉多沉，沉为气郁，必兼弦滑而数，数为郁热，弦滑为痰饮，治法不外火郁发之、土郁夺之、木郁达之之义。

楂肉三钱　茯苓一钱五分　白术一钱五分　橘红一钱五分　神曲半夏　黄连各一钱　青皮五分　生姜三片

午前后煎服。

气郁者，以青皮、楂肉化气；痰郁者，以半夏、橘红消痰；湿郁者，以黄连、神曲化湿热。且病本肝脾不和，以茯苓、白术健脾，以楂肉、青皮疏肝。

如火盛，加炒黑山栀一钱。如气虚，加人参一钱。如脾虚不和，加白芍一钱。如痞满，加柴胡一钱。如痰多，加半夏一钱五分，兼服芩、连、橘、半、枳术丸三五钱。如咽酸，加砂仁一钱，去山楂。如吞酸，加苍术一钱，去青皮。如吐

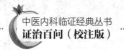

酸，加枳实一钱五分。

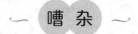

嘈 杂

或曰：嘈杂者，何气使然？亦有得食即止者，亦有得食及痞满者。论痞满不宜嘈杂，论嘈杂不宜痞满，如何分治？

答曰：嘈杂病不同，而治法亦异。假如气有余，久郁则化火生痰而嘈杂。一时饥饿，见食又如痞满而不能强食，气郁结痰为本，故痞满火郁，方为嘈杂，是标也，宜顺气消痰清火主治。有劳烦不足，心虚血少，脾胃久虚，虚火为嘈杂者，所以得食即止，宜补益气血清火主治。一属有余，一属不足。不足者，多成噎膈、反胃；有余者，多成吞酸、痞满。六脉滑数、弦数者，为有余；微弱者、空大而虚数者，为不足。

治有余嘈杂主方①

白术二钱　神曲一钱五分　茯苓一钱五分　山栀　白芍　橘红　黄连各一钱

午前后煎服。

如有余，兼服芩、连、枳术丸。

治不足嘈杂主方

白芍二钱　神曲一钱五分　当归一钱五分　人参　黄连　白术各一钱　甘草二分

午前后煎服。

———————————

①　主方：原无，据文例改。下同。

如不足，兼服资生丸、天王补心丸。

咳 逆①

或曰：咳逆无非气不顺而逆，有生有死，其故何也？

答曰：升降出入，人身之元气也，为死生之根。凡人元气久虚，偶犯杂症。中空②营气不能统运，使气遏而壅闭，不得上下而呃。呃者，遏也，气阻遏不通之义。若无病之人，偶多积痰饮食所阻而呃者，其呃有声必重，脉症平常，以消食顺气之药主治。若因病而呃者，其呃必轻，虚气上冲故也，当随虚热、不足、寒实而补泻之。病久气血已枯，精神已竭，六脉虚脱，大肉去者，必不治。

半夏二钱五分　茯苓一钱五分　陈皮一钱五分　豆蔻一钱　砂仁一钱　甘草二分　生姜三片

不拘时服。

呃逆之病，大略为痰气作碍者居多，以二陈汤为和中运痰之剂，以砂仁、豆蔻为和中顺气正治之方。

如胃家寒，脉必沉迟，加厚朴一钱、丁香五分。

气虚而胃寒者，脉必虚微，加人参一钱五分、白术二钱、丁香五分，减半夏一钱，

如胃家有所停积，及宿食凝结，或痰涎结滞，脉必滑数

---

①　咳逆：据文中内容，当作"呃逆"。下同。

②　中空：据文义，当作"中宫"。

有力，加枳实一钱、黄连、厚朴各一钱，去砂仁、豆蔻。

如胃虚湿热，痰饮阻碍中宫，脉必微弱而虚数，加人参一钱五分，黄连、竹茹各一钱，柿蒂五个，去砂仁，减半夏一钱。

如热症传里，大便久闭，肠胃不通，气逆而呃，加大黄三钱、枳实二钱、黄连一钱，去砂仁、豆蔻，减姜二片。

如久病久虚，元阳不足，肢体厥逆，六脉未脱，神明未变者，加人参三钱、附子一钱、煨姜三片，减半夏一钱。

如发呃汗多者，以米醋烧炭火熏之，以敛汗；以烧酒浸硫黄臭之，以去胃寒；以火灸期门七壮，分男左女右以接阳气；以姜汤化服苏合丸一二丸，以和中气。

如元气有余，素有积痰结滞中宫者，以盐汤数碗，鹅毛探吐，痰清则气达而呃止。

如无病之人，一时为胃气阻滞而呃者，以灯心搐鼻探嚏，肺气一透即止。

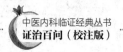

嗳 气

或曰：嗳气者，气郁不伸，胸中痞结，使人不舒，必得嗳出，其气方快，此气何气也？乌得而后快邪？

答曰：此胃家之浊气也。《经》云：浊气在上，则生䐜胀。若中气不足者，自能打嗳，嗳出浊气，自以为舒，病固轻忽。若久远不治，传为否满矣，以后方宣化无形之气为主。虽曰有火有痰，只要气顺皆愈。亦有病人略觉心中不快，勉强打嗳，以求通畅为妙，此皆习成，一时不嗳，自觉难过，必欲嗳透方舒，是使胃气反逆，肺气不降，久传反胃中满而死。余尝以此利害，禁之再三，不药而愈。若执性不从，死者甚多，慎之。

陈皮二钱　苏梗一钱五分　半夏一钱五分　枳壳　豆蔻　砂仁各一钱　木香五分　生姜三片

午前后煎服。

内热，加山栀五分；胃寒，加厚朴一钱；胃虚，加参、术各一钱，去木香、枳壳。

～ 头 痛 ～

或曰：头痛之恙，有因病而痛者，有不因病而痛者，有即愈者，有不愈者，何也？

答曰：头为六阳之首。手之三阳，从手走头，交接足三阳经，从头走足，以为常度，则无头痛之病也。或为风寒暑湿之外感，或为七情六郁之内伤，使经络血脉闭而不通，逆而不顺，有新久、寒热、虚实之不同。《指掌》分治，可谓悉矣。大抵外感六淫之头痛，则以发散清利之药主治则易愈。若内伤七情六郁，痰火气血诸虚之病则难愈。若久病久虚之人，为药悮治，屡多变症而死。

外感六淫头痛主方　若外感六淫之邪，即为外症者，各列本门，不在此例。此所论六淫者，乃外感之微邪，故只为头痛，身不发热，不为外症，其六脉浮大而数者宜服。

蔓荆子三钱　防风一钱五分　荆芥　羌活各一钱　川芎　白芷各五分　细辛三分　生姜三片　葱头一根

不时煎服。

上皆轻清之药，上走高巅以散外感之邪，不论六经，皆可主治。

如恶寒，加苏叶一钱五分。如恶热，加黄芩一钱，去细辛、白芷。

治伤寒头痛主方　所谓内伤者，以气血两虚，痰火热厥之类。

蔓荆子三钱　天麻一钱五分　荆芥一钱五分　丹皮　川芎　黄芩各一钱　甘草二分

午前后煎服。

如血虚头痛，六脉虚数者，加生地三钱、当归一钱五分，去荆芥，减蔓荆子一钱。

如气虚虚寒头痛，六脉弦紧沉迟者，加白术、半夏各一钱五分，人参、橘红各一钱，去丹皮、川芎、黄芩。

如痰厥头痛，六脉弦滑者，加半夏二钱、白术一钱五分、橘红一钱、枳壳五分，去丹皮、川芎。

如热厥头痛，六脉弦数者，加黄连一钱、黄芩五分、薄荷五分，去川芎。

如三阳热毒头痛，六脉洪大者，加石膏五钱、连翘二钱，去天麻、川芎。

真阴不足头疼，以六味地黄汤治之。

如阴虚血少，虚火头疼，脉必虚微而数，加生地三钱、知母一钱五分、牛膝一钱，去川芎、天麻。

～ 头 风 ～

或曰：头风者，风也。此风从何而感，致终年不愈而为头风？或痛或不痛，而止发无常，甚有至于目痛而损，目损头风即愈，何也？

答曰：所云风者，言其受病之因也。初则因感风寒，风寒客于经络血脉之中，伏而不散，久郁于头，非血脉凝涩，定有痰涎凝结，为痛之根，或为外感而触发，故病根永固，止发无常，必相延于目。目为空窍，凡所郁风热、痰涎、瘀血，从此而散，目虽损，病则易愈。所以每患头痛者，恒借砭血针刺而得痊，即此谓也。

或曰：头痛一病，上文咸谓郁热，如何病头风者，最喜重绵厚帻包裹为快？此必寒气伏匿于脑，脑寒而痛也。

答曰：此皆俗人之论。言其初病之因，凡风寒初感之时，当从寒治则可。若久远则寒郁为热，若再用辛温发散之剂，外用重绵厚裹，热毒愈甚而愈郁，无所疏泄，其郁热必从空窍而出，所以损目失明。不辨新久，执泥不通，而误用辛散之药，未有不损目者也。

或曰：既非寒毒，如何外恶风寒，喜用包裹？

答曰：正因热郁在内，热得暖而腠理疏泄，其痛少缓。若再冻其头，则新寒郁于外，热气不得发越，其痛更甚。故头痛者，以绢帕在热汤浸湿，绞干置痛处，其痛立止者，热得气而散也。

或曰：头风损目，因郁热在内，固知之矣，甚有昏不知

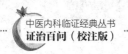

人而死者，何也？

答曰：头痛素有痰涎，谓之痰厥头痛。只宜清散风热，解利痰气，以清利之药主治。若泥于风寒入脑，以细辛、白芷、藁本、川芎、辛夷之类治之，何异抱薪救火，使风热愈壅，痰涎潮涌，亢极而反兼风化，谓之暴厥，暴厥必死。

头风脉症

凡头风之病，病于过暖，反至受寒，寒气透入经络血脉之中，少有触犯即发。若太阳经，由眉棱骨至巅顶脑后而痛，其脉浮紧弦数。若少阳经，在耳前后左右作痛，俗名半爿①头痛，脉必浮弦而数。若阳明经，痛连头额、齿颊、燥热，脉多洪大弦滑。若阴经，只有少阴头痛，宜烦躁不寐，谓之血虚头痛，脉来虚数微弱。独厥阴头风，畏寒殊甚，肢逆目眩，其脉沉弦而急，当分而主治之。

治三阳头痛主方

蔓荆子二钱五分　防风一钱五分　羌活一钱五分　荆芥　黄芩川芎各一钱　甘草二分

煎服，午前后。

凡病头风，断非初感，必属久病而暴发，故忌用辛热温散，宜辛凉清散之药主之，辛甘兼苦寒，可升可降，可泻可散以省热。

如内热，加菊花一钱、荆芥五分，去羌活。

如有痰，加枳壳五分、半夏一钱、天麻一钱五分，去川芎、羌活。

---

① 爿（pán 盘）：指劈开的成片的木柴。《说文》：爿，判木也。

如血虚内热，加丹皮五分、生地二钱、菊花一钱，去防风、羌活。

如阳明火亢，右半爿头痛，加石膏五钱、菊花一钱、天麻一钱五分，减防风、羌活、川芎。

如太阳满头痛，照前方去黄芩。

如少阳左半爿头痛，加柴胡、连翘各一钱五分，菊花一钱。

治三阴头风主方

蔓荆子_{三钱}　荆芥_{一钱五分}　生地_{二钱}　芩_{一钱}　菊花_{一钱}
丹皮　川芎_{各五分}

午前后煎服。

凡三阴头痛在血分，故用生地、川芎、丹皮，以和血活血为主，以蔓荆、荆芥省风，以黄芩、菊花清火。

如内热，加犀角一钱。

如火盛，加牛膝一钱五分。

如气血两虚，加人参、当归各一钱。

前方可通治少阴头痛，两头角痛也。

如厥阴头痛，痛连后脑巅顶者，加川芎五分、藁本一钱。

如厥阴真寒虚痛，肢厥，目眩，神昏，加人参一钱五分、附子三钱、川芎五分，去菊花、黄芩。

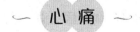

心　痛

或曰：心痛之因，可得闻乎？

答曰：心为君主之官，一身之主宰，无受病之理。今之所谓心痛者，心包络痛也。心包络属于厥阴，与手少阳三焦相火为表里。手厥阴代心主行令，手少阳代肾用事。凡言心痛者，皆心包络病也。包络乃裹心之脂膜，本经之痛，痛于两乳之中，即膻中也。其痛之状，如痞结而不舒，欲转输则碍而痛，平常则不痛，此乃郁鞠之气不伸。脉必沉而微急，以调膻中郁气为主。亦有失血之后，瘀血留滞于胸中，否否而痛，隐隐绵绵，屈伸常痛者。是脉必沉而弦涩，以和血之药为主，化气之药佐之。亦有痰涎结于中，碍塞不舒而痛，脉必滑而不清，以调气消痰之药主治。有包络之气久郁，而兼气虚郁火而虚痛，痛则不甚，但烦冤否结，怏怏不乐，止发无常，不碍饮食，脉必涩弱而虚数，当益心气，以开郁和血清热主之，凡劳烦心虑，勤读书者多病此。以上四症，皆俗为心痛之病也。

或曰：有痛不在心胸之间，痛于胃之上下者，其致病之因，与上文同乎？异乎？

答曰：此名为胃脘痛也。病者皆是气、郁、痰、火、食、病寒、伤热、蛔厥、瘀血九种之异，治法亦有别也。凡六脉皆沉，沉为营气闭而不通，则浊气滞而为痛，痛则胀满，按之愈甚，以疏肝①理气之药治之。

如久郁之气而反兼火化，痛则嘈杂痞满，其痛如刺，止发不常，不食少缓，多食则痛。甚则吞酸吐酸，脉必沉弦而数，二便不利，以疏肝达气，清火消痰治之。

如气口脉滑而有力，或沉弦滑数，因气上停滞饮食，或

---

① 疏肝：原误作"疏汗"，据医理改。下同。

饮食后感寒受气，卒然呕恶，膨胀而痛，痛连心胸肠胃，势不可忍者，以消导为先。

如一时为外寒所触，不作表热，随感于胃与水谷之痰相并而痛，外则冒寒肢痛，内则恶寒窨痛，脉必沉弦而紧涩，或沉伏而不起，以温散为主，兼消痰治之。

如素有郁火，兼之体弱，血虚内热，伤暑兼感冒，胃火独盛而痛，痛则嘈杂，烦渴头眩，脉必浮数、弦数、或沉数，宜表里兼清，使热得以泄越。

如素有湿热之气，积于肠胃，必生癥积而兼蛔虫，虫不定安而陡然卒涌，涌则唇青手厥，欲吐不吐，止发不定，脉来乍大乍小，或沉或浮，此蛔厥也，以辛苦之剂主之。

如素有积血，瘀滞于中宫，不分日夜，常常碍痛，夜间尤甚，不得饮食，脉多涩数，或弦紧而急疾，以抵当汤消之。

如中气久虚，脾弱胃寒，不易营运，浊气凝塞，时时为痛，喜食辛热之物，以理中、姜、桂治之。

心包络膻中痞满主方

贝母二钱　橘红一钱五分　丹参　当归各一钱　菖蒲　益智　远志各五分

午前后煎服。

气郁必有痰，痰气并结，未有不痛，故君以贝母、橘红，顺气消痰；佐菖蒲、益智，开郁止痛；当归、远志、丹参，和血醒神。

如有郁鞠之气，加郁金一钱，为末，另泡服。

如血瘀痛，加红花、延胡索各一钱，去丹参、远志、益智。

如有痰涎，加枳实、茯苓各一钱五分，去丹参、当归。

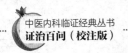

如有郁火，加黄连五分。

如烦劳思虑，加枣仁二钱、人参、茯苓各五分，去贝母，减橘红五分。

胃脘痛主方

山楂三钱　枳实　延胡索各一钱　陈皮一钱五分　豆蔻五分
半夏一钱五分　木香三分　生姜二片

不拘时煎服。

盖胃主司纳，为水谷之海，未尝空虚。凡胃脘为痛，必为气滞而痛，痛则水谷亦停，所以胃脘痛必先戒饮食。若饮食不节则痛不止，故君以楂肉者，不独能消有形之食积，其于疏肝开郁，和血健脾之功亦甚捷。凡气滞则痰结，以陈皮、半夏消痰，以枳实消食，木香、豆蔻开郁顺气，止痛而散结气。

如气实气郁，加延胡索、砂仁各五分。

如痰甚，加枳实五分、桔梗一钱，去木香、豆蔻。

如停食，加神曲一钱五分，麦芽、厚朴各一钱，去木香、延胡索、豆蔻。

如受寒，加防风、豆豉各二钱，苏叶一钱五分，生姜二片，去木香、延胡索、豆蔻。

如伤热，加干葛三钱、黄连五分，去山楂、木香。

如蛔虫痛，加五灵脂一钱，延胡索、花椒、黄连、乌梅各五分，去木香、豆蔻。

如瘀血滞，加桃仁一钱五分、红花一钱、肉桂五分，去半夏、豆蔻。

~ 腹 痛 ~

或曰：前文所言心痛，相兼胃脘痛也。今腹痛者，得无大肠小肠之中外咸痛邪？

答曰：腹痛之因，有寒者，有暑者，有食积者，有湿者，有结粪不通者，有瘀血者，有月信阻者，有霍乱者。或痛在大肠小肠之间，或痛在大肠小肠之外，或痛在胃脘，或连冲任之脉，或痛连胞门子户，或痛下肛门，审其痛而治之。如两关之脉或沉弦、沉滑，是寒气乘于至阴之分。绵绵而痛，喜食温热，恶心畏寒，顺气为主。外用炒盐熨之，内服苏合香丸一二丸。

如暑热之气，久伏于小肠，蕴为积滞，痛定必下利，脉必滑弦而急数，初起香连导滞丸通利之，积久者以香连丸清之。

如宿食停滞，重食即痛，或恶食而止发不定，脉必弦滑而有力，以消导为先，久则以通利为快，因寒用备急丸，因热用润字丸，其余瘀血、月信、霍乱诸痛，载在本门，不在此例。

通治腹痛主方

山楂一钱　陈皮一钱五分　半夏一钱五分　苍术一钱　厚朴一钱
砂仁五分　木香三分　生姜一片

食远服。

通则不痛，上方皆温散导气之药也。

如寒邪客在表，加苏叶一钱五分、羌活一钱。

如寒邪客在里，加干姜一钱、肉桂五分。

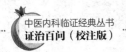

若暑湿之积，加藿香一钱五分、黄连五分、猪苓一钱、生姜二片。

如宿食停滞，加槟榔、枳实各一钱。

如大便燥结，加松子肉五钱、枳壳一钱五分、杏仁二钱，去苍术、木香、厚朴。

如瘀血为痛，加苏木三钱，桃仁一钱五分、红花、归尾各一钱，去厚朴、苍术、木香、半夏。

如月信闭痛，加延胡索二钱，归尾、红花、枳壳各一钱，肉桂五分，去苍术、厚朴、半夏、木香。

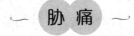

胁痛

或曰：胁痛者，何气使然？甚有生者、死者，有即愈者，有难愈者，可得悉乎？

答曰：胁者，足少阳胆经所络之地。左统于肝，右属于脾，上与肺相近，下与肾相通。痛时须辨明上下左右、腰肾其发之界，则用药不差。若一概混治，则重其病矣。盖胁痛之因，因于营气滞而卫气闭，闭则经络血脉不能相通而成痛。何也？少阳之脉从头过耳后，循胁腋下足小指之端。若郁怒伤肝，肝胆之气不能升发，使经络不通，血脉闭塞，火郁于中，寒痰积饮亦闭于内，甚有负重远行，劳伤闪朒，膹气瘀血凝滞者，皆有余之候也。脉必沉滑，滑而弦数，搏击有力，宜疏利消导之药治之。甚有忧思郁结，劳碌辛苦，疾走恐惧，房劳过度，损伤络脉，不能转输而痛者，此皆内伤不足之候也。脉必虚弦微弱，芤涩而无力，宜清升补益之剂治之。

或曰：前云胁痛有死，死于病邪，死于医邪？

答曰：始痛之初，未有必死之理。大凡病胁痛，定是肝病，谓肝无补法。初起不论病之虚实，概用青皮、枳壳、槟榔、白芥子、蓬术、姜黄、大黄、山栀、胆草辛散苦寒，克伐元气之药妄投，因而轻病重，重病死矣。

通治胁痛主方

白蒺藜二钱　广皮一分五钱　半夏一分五钱　木贼一钱　柴胡一钱　当归　川芎各五分　生姜一片

早晚不拘时煎服。

木性喜疏泄而发生，蒺藜疏肝，佐柴胡、木贼，使气得以疏泄而宣发。因气闭则痰凝，陈皮、半夏利气以运痰。痛在经络血脉，佐芎、归以和血。新起以治病顺气为主，和血佐之；病久以补益元气为主，化气活血治病佐之。

气有余者，脉多弦，或沉而有力，加木香五分。

气虚者，脉微而沉弱，加人参七分，去木贼。

瘀血痛，脉多芤涩有力，加红花一钱，延胡索、桃仁各一钱五分，去半夏、蒺藜、木贼。

血虚，脉多微弱，加当归一钱五分、牛膝一钱、川芎、丹皮各七分，去半夏、蒺藜、木贼，

寒邪外客，寒痰凝结，脉多弦滑沉紧，外感寒者，加前胡一钱五分、紫苏、羌活各一钱、川芎五分、生姜三片，去木贼、当归、蒺藜。

内受寒者，加木香、桂枝、独活各五分，去木贼、当归、蒺藜。

内有郁火积热者，脉多弦数，龙荟丸兼服，吴茱萸炒黄

连五分，姜汁炒山栀一钱，丹皮、柴胡各一钱，去当归、木贼。

有痰积痰饮者，在右脉多滑而弦，或细滑，加半夏五分，枳实、白芥子各一钱，去川芎、当归。

有食积者，在右脉多弦滑、沉滑而有力，加麦芽二钱，枳实、神曲各一钱五分，前胡一钱，去川芎、当归。

如房劳内伤而痛，脉多虚弦芤涩，须加川芎、当归各五分，人参、牛膝各一钱，去半夏、蒺藜、木贼。

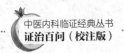

腰 痛

或曰：所谓腰痛者，痛于腰肾之地步，其痛在肾在腰，有所分别否？

答曰：肾者，作强之官。作强者，坚强而不致痿弱也。故曰：腰者，肾之府。转摇不能，肾将惫矣，此即作强之义也。然病有虚实之分。虚者，两肾之精神、气血虚而自病也；实者，非肾家自实，是两腰经脉血络中，为风寒湿热所侵，闪朒拈气所碍，及腰内空腔之中，为湿痰瘀血凝滞不通而生痛。当以脉症辨析而分治之。

两肾本体自虚现症

老年精力自衰，背驼腰曲，疲软无力，行动艰难，其脉涩而微弱，以精血之属填补可也。又有久病之体，或病后虚人，及房劳多欲者，腰膝无力，悠悠隐隐，疲软而痛，嗜卧懒行，步履不胜，两腰喜暖，六脉涩弱而无神，或空大而搏指者，以温补之药主治。

治肾虚主方

杜仲三钱　当归二钱　人参一钱五分　黄芪一钱五分　牛膝一钱
白术一钱　川芎五分

空心午前煎服。

肾气虚，以参、芪、术益之；血脉虚，以芎、归、牛膝
益之，精力虚，以杜、膝、参、归补之。

如脉络不通，加独活、羌活各五分，以引之；如气滞而
痛，加木香三分，补骨脂、独活各五分，去芪、术。

如血枯而脉闭为痛，加熟地二钱、枸杞子一钱五分、川
芎五分，去术。

如腰间畏冷，肾气虚寒，加肉桂、独活各五分。

如肾经虚热，加知母一钱，黄柏、车前、丹皮各五分，
去术、芪。

治虚痛丸药，各遵《指掌》。

两腰实痛现症

如为风寒所感，肢体疲软，绵绵而痛，肾腰无力，畏寒
就热，其脉弦紧、弦浮，以温散为先。

如两腰为暑热所侵，心烦躁热，其痛乍发乍止，其脉浮
数无力，以分消之药主治。如为湿寒、湿热外袭，其痛微缓，
转输重着，阴寒天气尤甚，其脉微滑而濡软，以升阳除湿为
主。如闪肭脞气，转移不便，呼吸皆痛，脉沉缓，或沉弦涩
数，以消瘀活血为主。

治肾实腰痛主方

当归二钱　羌活一钱五分　泽泻一钱五分　玄胡索一钱　川芎
一钱　独活　苍术各五分　肉桂二分

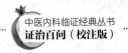

空心午后煎服。

凡痛必由气滞而血凝，血凝则络闭，络闭则血脉不通而痛，上方顺气活血通经之要药也。

如风寒外感，加防风一钱五分，去泽泻。

如暑热所侵，加干葛一钱五分、香薷一钱、黄连五分，去肉桂、玄胡索。

如湿痰滞着，加半夏三钱、米仁二钱、陈皮一钱五分，去玄胡、当归。

如闪䐴䏴气，加枳壳一钱、木香五分。

如瘀血积滞，加红花、桃仁各一钱五分、肉桂三分，去苍术、泽泻、羌活。

其丸药外治之法，一遵《指掌》。

熨法

肉桂一两　吴茱萸三两　生姜四两　葱头一两　花椒二两

上共炒熟，以绢帕包裹熨痛处，冷则再炒，熨后以摩腰膏涂之，再以阿魏膏贴痛处。

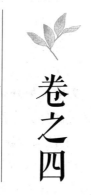

卷之四

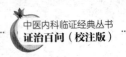

～ 眩 运 ～

或曰：眩运之症，陡然而发，发则令人头眩，目摇，立身不定，大地翻覆，何故而然？

答曰：眩运之发，与头目身子无干，皆由风气痰火之内鼓，经络盈虚之转动，遂有身转、目摇、头眩之假象耳。致眩之因，有气血之虚实，寒热之标本，临症以脉详究分治之。

眩运脉症

凡眩运一时暴发者，必因风暑寒热郁于肌表，触发内之痰气，致脉络满而经脉虚，使外有余而内不足，上脉溢而下脉空，所以头重足轻，一时旋运。若气血冲和者，候风寒、暑气、痰热清散即愈；若精神久虚者，客邪传里日久，眩运而不已，即卒中之患也。若元气不亏，六脉即有浮弦滑数之候，无恙；若元气久虚，不能维持，脉来虚搏，或急疾、或涩脱者，不治。

外感主方

半夏三钱　天麻三钱　橘红一钱五分　防风一钱五分　茯苓羌活各一钱　川芎五分　甘草二分　生姜二片

不拘时煎服。

如有寒，照此方。如有火，加黄连七分，去羌活。

如气虚，加人参一钱、白术一钱五分，去羌活、川芎。如血虚，加当归、秦艽各一钱，去半夏、羌活。

所谓无火不运，无痰不眩，无风寒、暴怒则不触发，无虚不病，是方兼而治之也。

内虚主方

枣仁二钱　当归一钱五分　天麻一钱五分　人参　橘红　茯神
牛膝　车前子　菊花各一钱　生姜一片

不拘时煎服

如有痰，加半夏一钱五分，去牛膝、当归。

如有火，加何首乌三钱，菊花五分。

如产后血虚、血脱而晕，加人参五分，川芎一钱，去牛
膝、天麻。

如气血两虚，加人参一钱五分、白术、黄芪各一钱，去
天麻、牛膝。

～ 疝 气 ～

或曰：何以为疝？病之取义何也？

答曰：积土为山，积气为疝。疝之取义，知气之所积，
积而不散，知气之所增，似土之积久而成形也。本无形虚假
之气，随所积之处而成痛，痛时定有形状可征，虽有五脏之
疝，总属积气为根耳。

或曰：疝既无形之气积而为痛，其有不痛之时，似必因
气散而不痛也。乃有近日远年常发，或终身不愈者，如何言
得虚假之气？

答曰：若气能散者，不名为疝，以其积而不能散，不散
故能积，积则所以为病也。但所痛不同，所现形症不一，新
久寒热不等，当随症而分治之可也。

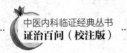

或曰：疝气本寒湿之气，寒本足太阳膀胱寒水受病，湿本足太阴脾湿土用事，如何又云足厥阴肝经之湿热，其义果否？

答曰：《经》云：五脏皆有疝，不必拘于一经。以其寒久可以化热，湿久亦郁而为热，在新久传变不同，学者能扩而充之，其义无穷矣。

或曰：疝者，在男子有睾丸大小，暨小肠膀胱气疝。若云五脏皆有疝，在妇人亦可病疝矣，幸得悉之。

答曰：妇人疝气甚多，但医家明知为疝，碍于俗而不敢言耳，止痛必以五脏之疝气治之，方能奏效。疝气初起，未有不因坐卧寒湿之地及涉水寒湿而成，久则其气日积日郁，化为湿热，现症多端，故《指掌》已悉七疝之名，并详治法矣。今只以五脏之疝详悉于后，以备采择。

肺疝者，肺家形寒饮冷所致，其气闭而不能散。现症有三：一曰肺痹，痹则气闭不通，似喘非喘，咽嗌不利，此痹也，非疝也。二曰气贲，贲则肺气不能下降，日积月累而成，胸中若有物碍，上下不能而闭塞，语言謇涩而不利，是息贲也，非病也。三曰肺疝，疝者，呼吸之气粗，胸臆间欲塞而痛，痛则为疝，不痛则为息贲及痹气。其名有三，似是之别。肺疝之脉，气口弦急者，方为疝治，大略病肺疝者甚少，以清散之药主治。

心疝者，心气久郁，怀抱不舒，致至正之气日衰，郁结之气日盛，略有抑郁，膻中窘迫，如裂而痛，痛则四肢厥冷，汗出如浴，在寸关沉而弦急，以温散之药主治。

脾胃疝者，其气从下而冲上，胀满作痛，痛则呕吐清水、痰涎、苦水之类。其脉两关弦急或沉滑，以化湿热、理痰气之药主治。

　　肝疝者，阴囊硬肿赤痛，痛连五内，以厥阴之络络于阴器耳，其气积而不通为痛，若发寒热，传为囊痈，肝疝之脉，急弦而数，以清散分利之药主治。

　　肾疝者，大约房劳多欲之人，里气元虚，寒湿得而侵内，久郁为疝。其痛相连腰肾，其脉沉涩，或微细而濡软，当温补之中佐分消之药主治。

　　已上五疝，以后方对症增减主治，又当以前书七疝相参分悉。

通治诸病主方

半夏_{三钱}　玄胡_{一钱五分}　陈皮　茯苓　川楝子　苏叶_{各一钱}
生姜_{三片}

空心午前后煎眼。

　　盖人身营卫二气与三焦之气，出入升降，昼夜循环，无一息之停滞，合乎常度，岂有病哉？若升降出入之道一失其常，致血脉稽迟，经络闭绝，脏腑不和，三焦不利，现症无穷。前定主方六味，固为治疝之平剂，其中自有营运升降出入之义，后以活套加减，随症应变可耳。

　　如肺疝，加桑皮、杏仁各一钱，枳壳一钱，去玄胡、川楝子。

　　如气虚者，加紫菀、苏子、茯苓各一钱五分，人参、车前各一钱，去玄胡、川楝子、苏叶、猪苓，减半夏二钱。

　　如心疝，加丹参二钱，石菖蒲、当归各一钱，益智仁五分，去猪苓、苏叶，减半夏二钱。

　　如久病气虚血热者，加当归二钱，茯神一钱五分，人参一钱，远志、益智、菖蒲各三分，去猪苓、苏叶、川楝子，减半夏二钱，陈皮、玄胡各五分。

如脾疝，加山楂肉二钱、苍术一钱。

如久病中气已虚，加白术二钱、茯苓一钱五分、砂仁一钱，减玄胡、川楝子、陈皮各五分。

如肝疝，加楂肉三钱、柴胡一钱五分、青皮一钱、木香五分、吴茱萸三分，去苏叶，减半夏一钱五分。

如肾疝者，加泽泻一钱五分，小茴香、花椒、肉桂各五分，去苏叶、半夏，减陈皮一钱。

如肾经久虚，房劳不足者，加当归一钱，人参、泽泻各一钱五分、补骨脂、肉桂各五分，附子三分，去玄胡、半夏、苏叶、猪苓。

如久疝不愈者，无论虚实，清晨漱口汤咽下，未有不愈者，何也？齿乃骨之余，人睡一夜，口目皆闭，其气皆聚于口齿，口齿上下之垢，可以补肾者，补之以属耳。

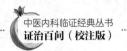

脚 气

或曰：足跗肿疼，明为湿热，如何名为脚气？若言脚上之气，亦不离湿热二字，如何有外感、内因不同，干湿、寒热不定，及冲心呕吐、谵语神昏、致死之不等，何也？

答曰：所谓气者，气之一字，自然不同，决非一朝一夕而成此病者也。虽曰湿气久沉、久伏、久郁于足之三阴，郁蒸为热，所以红肿之痛，有此郁蒸，故发寒热似疟，有类伤寒之别名。彼时，发病之初，未必不有外感、内伤、郁怒、房劳、气血诸症之夹杂，所以有种种之别名异论，使后学茫然无知，临症不决，难以用药。虽有古方古法，一时不及决断而施治，即有治疗，不别寒热、虚实、阴阳、脏腑、表里，故致冲心之危候。

或曰：即湿热之气。久郁而为脚气，脚气有何利害，以致冲心而死。若果可以致人于死，其气症更凶于伤寒，不可为非伤寒也。所谓类者，正与伤寒无异，故有七日而愈，七日而死者；有十四日而愈，十四日而死者。此脚气可谓之寒湿伤否？

答曰：不惟脚气，凡风寒暑热之邪，感于经络，轻则传于六腑，重则传于五脏。其气一如邪热无疑，故冲犯于心必死。

盖脚气实因湿热为本，必兼受客邪，触动而发。发时必从足跗疼而红肿，寒热交作，呕恶畏寒，烦躁恶食，大小便秘结不通，躁渴谵语，喜饮无汗，谓之干脚气。其脉浮洪，弦数有力。初则疏散，中则和解，末则润下，此则三阳经受病，无补法也。若二便通利，不渴，多汗，呕吐，恶心，汤水不受，六脉濡细沉伏，肢厥戴阳，谵语神昏，谓之湿脚气。初则疏散，中则和解，末则清补，此三阴受病也。后序二方，分三阴三阳以主治。

治三阳脚气主方

防风三钱　干葛一钱五分　羌活一钱五分　苍术一钱　木通槟榔各五分　生姜三片

早晚煎服。

上方疏泄表里风寒暑湿痰气之要药也。

如初起，加苏叶一钱、麻黄五分，去木通、槟榔。如中，则加半夏一钱五分，橘红、大腹皮各一钱，去槟榔、防风。如末，则加大黄三钱、黄连一钱，去防风、羌活、苍术。

如暑邪重，加香薷一钱五分，干葛、黄连、木瓜各一钱，防风五分①，去羌活、防风、苍术、槟榔。

如湿痰重，加半夏、陈皮各一钱五分，泽泻一钱。

治三阴脚气主方

苡仁三钱　茯苓皮一钱五分　泽泻一钱　羌活一钱　防己五分
大腹皮五分　生姜一钱五分

早晚煎服。

以其邪在三阴，故不用重浊之药，恐伤元气耳，唯以轻清之剂化湿热也。

初起，加干葛二钱，去腹皮；如中，加木瓜一钱五分，去羌活；如末加车前、木瓜各一钱，去羌活、腹皮。

如血虚，加牛膝一钱、木瓜一钱五分、丹皮五分，去苡仁、羌活、腹皮。

如气虚，加人参、白术各一钱五分，去羌活、防己、腹皮。

如阳虚，加人参二钱，白术一钱五分，附子、肉桂各五分，去腹皮、羌活、防己。

如真阴不足，命门之火不归元，金匮肾气丸常服。

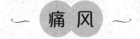

痛风

或曰：痛风之症与痹同邪？异邪？其痛流走不定，风邪？

———————

① 防风五分：此四字疑为衍文。

湿邪？火邪？其痛只在关节之间，筋痛邪？骨痛邪？死血痛邪？痛甚于夜而减于昼者，何也？轻则三日一换，重则七日一换者，何也？亦有痛久而传为痿痹，又何也？

答曰：痛者，因气血凝滞而不通也。风者，善行而数变，流走而不定之义。实湿火伏于经络血脉之中，随脉而流行于关节则痛。交阳分，营气易运，卫气行表，故痛缓；交阴分，营气稽留，卫气归阴，其脉闭塞，故痛甚。肝藏血，关节乃筋脉之总会。痛风，本肝经血脉中风热湿火稽留于关节之间，肿而且痛，屈伸艰难。二三日血脉少通，复移换一处，必浮肿而热，畏寒喜暖，每逢湿热盛行则发，非筋骨与死血为病也。若云筋骨，其痛必常，如何三日或移换？若云死血，血既死，如何能移？此实无形之风火湿热耳。热与火所以善走，若寒与湿始终只在一处，虽云风热湿火，其性得暖，则痹气散，痛亦缓。若痛久，饮食起居皆废，精神必因病而虚，所以筋骨无力，关节不利，而成痿痹之症也。

或曰：痛风形症与痛痹无异，如何不叙于痹门，而另立一门邪？

答曰：痛痹之症，本寒客于经络血脉之中。血脉凝泣，所以成痛，其痛只在一处者也。痛风者，即痹门所谓行痹也，盖风气胜者为行痹，此风字，即风热湿火之义。但痛痹、行痹者，痹相延日久，不易愈耳。其痛风之本，本于暑湿盛行之时，血热沸腾之际，或衣汗衣，或卧湿地，或汗出迎风，或贪凉睡卧漆榻、竹簟、芦席、石床之上，致热得寒而凝，受湿而著，遇风而闭，其义与痹症相似，其实不同，何也？此受病轻浅，只伤于脉，故易愈，以新病而移换不常也。若气血不足之人，亦易发，发之不止，传为痿痹矣。

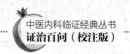

痛风脉症

治痛风，当分新久虚实。新起者，气血虽病而未虚，以治病为主。若病久者，须补剂相兼可也。其脉洪滑、弦浮、急数有力者为实；形神如故，饮食如常者，为实，治病为主。其脉虚微、虚弦、缓而无神，或虚搏者为虚，形神萎弱，饮食减少，二便不调者，以补为主，治病次之。

治痛风主方

当归三钱　秦艽二钱　防风一钱五分　川芎一钱　羌活一钱
车前子　黄芩　枳壳各五分

早晚时煎服。

治痛风之法，不外于顺气以通经络，活血以省风热，上八味兼而有之，另外对症为一定之方，活变之法耳。

如重感风寒湿火，郁而不透者，加羌活、桂枝各五分，去车前、黄芩。

如复感暑湿者，加白术、泽泻、黄柏各一钱，苍术一钱五分，去枳壳、川芎、黄芩。

如血脉凝泣不通，痛甚者，加红花一钱五分、桃仁一钱、桂枝五分，去车前、黄芩。

如病久血枯者，加何首乌二钱、牛膝一钱五分。

如病久气虚者，加人参一钱五分、白术三钱，减归身一钱五分，去黄芩、枳壳。

如房劳、劳倦、体虚之人，加人参三钱、知母一钱五分、牛膝一钱，去黄芩、羌活。

如寒湿风湿生痰，其脉濡软微滑者，加半夏二钱，白术一钱五分，陈皮、苍术各一钱，去黄芩、当归、车前。

如大便秘结而不利者，早晚服搜风顺气丸三五钱。

～ 斑疹 ～

或曰：何以为斑？何以为疹？何经主之？何法治之？

答曰：斑者，成行而不分颗粒，一如云头高起。白者轻，而红者重，黑者危。轻者痒，而重者痛。如脉浮、洪数有力者，是手足阳明胃与大肠风热之标病，谓之阳斑。若有外感，以清散为先，疏导于后；如二便秘结，表里清之。如脉微弱，迟缓不数或数而无力者，是手足太阴脾肺、手足少阴心肾之阴火，谓之阴斑。若胃弱而脾泄，喜吃温热之物者，以温散之剂和之。疹者，如痦，如蚊迹，颗粒分明，一日之中起伏隐发不定。隐于皮肤不透出者，胸腹必结满，下流而窘痛，恶心呕吐，以清散之药透发方宽，亦有阴阳虚实之分，以脉之有力无力辨之。

或曰：疹与斑，如何而得闻乎？

答曰：斑疹本阳明之热毒亢极，内不得疏泄，外不得透发，郁于皮肤，轻则盦而为疹，重则盦而为斑。一如火乘金位，金受火克之义，此阳毒之斑疹也。如三焦之火，乘其气血两虚，郁于肌肤，外不能透，内不能达，遂发斑疹，此阴斑也，须分悉明白用药。有外感风寒者，有阳明热毒者，有阴虚血热者，有气血俱热者，有阳虚血热者，有伤寒失下而发者，有阳明经症失表当发衄，不衄则发颐，不发颐则生斑疹也。

通治阳斑阳疹主方

生地_{三钱} 防风_{一钱五分} 荆芥_{一钱五分} 黄芩_{一钱} 桔梗_{一钱}

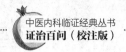

丹皮　犀角　黄连各五分　甘草二分

煎服，早晚空心时。

血中伏火，先宜和血凉血，以生地为君，丹皮使之。芩、连泻心肺之火，佐桔梗、犀角以透之。热极必兼风化，佐荆芥、甘草以省之。有外感，加羌活一钱，川芎、薄荷各五分，去生地、芩、连。

如阳明胃热毒，黑斑紫斑，加连翘一钱、石膏一钱、玄参一钱五分、犀角五分，去防风、桔梗。

有伤寒邪热入胃，二便不通，舌苔芒刺，斑黄，加大黄七钱、硝三钱、枳实二钱，去防风、丹皮、生地。

有伤寒阳明失表，加干葛三钱、玄参一钱五分、薄荷一钱，去生地、丹皮、犀角、黄连等药。

通治阴斑阴疹主方

白术二钱　茯苓一钱五分　人参　炮姜各一钱　陈皮　防风炙草各五分　肉桂三分

煎服，早晚空心时。

上方治阳虚血热、气虚血热之斑疹。

熟地三钱　茯苓一钱五分　山药　泽泻各一钱　丹皮七分　山茱萸　附子各五分　肉桂三分

煎服，空心午后。

上方治阴虚火无所归，导火归阴之剂。

斑属足阳明，大都发于病之尾。疹属手太阴、阳明，大都发于病之前，皆为邪热不清，火乘血分之故也。时气发疹，由风热乘于肺金，闭郁痰嗽，下传手阳明大肠，则必积滞自利，后重窘迫，此邪热之气闭郁而化火，火性急迫，故为后重。并大肠之糟粕蕴积，而为湿热之积，故为积滞。宜轻扬辛凉之剂发散邪热。有嗽，加消痰清火之药；如积滞下利，加化积健运分利之药，如香、连、楂、曲、车、泽之剂，更加桔梗，开提郁陷之邪。

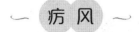

疠风

或曰：何为疠风？何故受病？何故即死？

答曰：病者，癞也。俗为大麻风。即天地杀厉之气也。此气本天地阴霾郁毒不正之邪，如人晏眠早起，霜行露宿，必元气先亏，其邪得而侵之。第五气入鼻，毒气由鼻而先入。阳明之络起于鼻之交頞中，阳明独受其邪，故上先病而鼻塞息粗者，痒而毛损，两颧红痒，皮粗毛脱而日厚，渐渐淫蛀，相延入内，是毒气淫蛀于血脉之中，热血凝涩生虫，侵蚀上下脏腑，难以药救。蛀久，精神枯竭，传为危症而死。其脉初起则洪大而数，数而有力，此时气血未衰，以后方用汗、吐、下三法先攻逐郁蒸之厉气，不使虫蚀，继服凉血、补血、清热之剂。禁忌疏风发散、辛热劫燥之药，反耗津液，以助烈焰之势。余屡用后法，愈者甚多。

或曰：杀厉之气既伏于阳明经络血脉之中，以清散解药治之自愈，何至生虫延蛀、败坏腐烂而死？

答曰：大风疴毒，贼风虚邪，本郁热之毒侵于阳明。阳明者，两阳合明，多气多血之腑。以其气温血热，故易生虫，虫侵延蚀，治不可缓。须在百日之内早为清利，可保十之二三。全在清心寡欲，远房事，忌发怒方愈。今分初、中、末

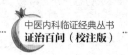

治法于后。

初服清散发汗之剂。

荆芥三钱　防风二钱　秦艽一钱五分　羌活一钱五分　川芎
豆豉　薄荷各一钱　葱头二个

煎服，空心午前服。药后即以后方洗浴，浴透为妙。

荆芥八两　防风　百部各六两　苦参四两　浮萍四两

煎汤浴后，再以煎药继服，以汗出如洗为度。浴七日，
以吐法继之。

中服清利上膈胃家痰积之吐剂。

防风三钱　豆豉二钱　广皮一钱五分　牛蒡一钱五分　桔梗一钱
皂角五分　葱头一个

午前后煎服，不吐以鹅毛探吐之，吐后七日，以利药
泻之。

末用荡涤肠中积垢之毒剂。

金银花　归尾各二钱　枳实一钱五分　桃仁一钱五分　槟榔
红花各一钱　木通　甘草各五分

煎下，泡酒大黄末五分，以利为度，泻后七日，以后方
调补。

调补煎方

何首乌三钱　生地二钱　知母一钱五分　车前一钱　菊花一钱
薄荷　丹皮各五分

午前后煎服。

调补丸方

何首乌八两　百部　生地各五两　秦艽三两　当归三两　车前
菊花　丹皮各二两

蜜丸，早晚自滚汤服五钱。

调补膏方

天冬_{八两}　生地_{六两}　麦冬_{四两五钱}　贝母_{四两五钱}　牛膝_{三两}
菊花　知母_{各二两}

如法炼膏，贮瓶伏土七日方可服，临睡，以酒调服五钱。

洗净法

百部_{十两，洗净蒸烂}　肥皂_{四两}　皮硝_{二两}

共捣烂，丸如青梅大，早晚洗浴，或洗手，洗面、擦面
皆可。

～ 肠 风 脏 毒 ～

或曰：风邪何以侵于大肠？其毒何因结于五脏？风与毒
有所分别否？

答曰：此风非外感之风，此毒字亦非痈疽热毒之毒，此
二字当以气字解说，一如春伤于风之义，本阳明清气不能上
越于腠理，及下陷于大肠，大肠之脉亦随气而虚陷，陷久湿
热蕴毒随登圊气陷之时，而血先至，故血先来，而粪随之。
其血清散，少而不多，初起轻浅，只言肠风，因后人方中
用荆芥、防风、升麻，达气于上，遂疑为外感之风也。抑
知此风果从何处可进于大肠中邪？所谓脏毒者，以其肠风
日久，气血两虚，虚陷之气日甚，大肠之湿热蕴积必深，
不觉日积月深，遂生窠穴，为积血之器，从粪之前后而来，
来则不痛，其色必黑黯而成块，故有毒之名也。不若内痔、
肠痈，痛而有脓，有形之可分，其脉初则数而不清，久则

185

芤数而涩弱。其有大肠久病，久则必传于脾胃，脾胃气虚，不能统运血脉周流一身，亦虚陷于大肠，遂成结阴便血之虚症。其脉非芤涩则虚搏，渐至浮肿喘逆，发黄绝谷而死。须分为三说，轻则名为肠风，甚则名为脏毒，重则名为结阴。后方另有活法分治，丸药宜①遵《指掌》中古方古法求之。

通治便血主方

防风三钱　山药　生黄芪各一钱五分　茜根　槐花米　秦艽各一钱　黄连五分　甘草二分

空心午后煎服。

防风、黄芪，达气于表；山药、甘草，和中益脾；茜根、秦艽，凉血和血；黄连、槐角，消热解毒。

肠风初起，加荆芥、黄芩各一钱，减黄芪；如肠风日久，加乌梅肉、升麻各五分，荆芥一钱。

如肠风久远，加生地三钱、白芍二钱、升麻五分。

如脏毒，加生地三钱，茜根、升麻、陈皮各五分，去槐米，减防风一钱。

如脏毒久远，气血两虚，加人参、白芍各一钱五分，归头一钱，升麻、陈皮各五分。去槐米、秦艽，减防风二钱。

如结阴便血，浮肿气喘，加茯苓二钱，人参、桑皮各一钱五分，炮姜、车前各一钱，陈皮五分，去槐米、秦艽、甘草、黄连，减防风二钱，当与结阴门参看。

卷一血门便血章内有结阴便血条。

---

① 宜：原作"富"，形近致误，据文义改。

脱肛

或曰：古书云脱肛者，有气虚、血虚者，有火盛、血热者，此四症，人犯之者甚多，何即致脱肛邪？

答曰：疟者，即肛也，大肠之总头也。糟粕本有形之物，气本无形之元气，凡有形粗浑之物，全赖元气以转输而出入。且肺与大肠为表里，肺统一身之元气。人之登圊，亦由元气之传导，传导在大肠，必得肺气之运而下输，若脾肺久虚，传导下输之机不灵，全借努力下迫而出，久则肛头垂下，此论其脱肛之因也。其次，有久病久虚，气陷而自脱者，脉必虚微无力，以补气而升提之。有久病气虚，不能传导，兼血虚液竭，而努力下迫脱肛者，脉必涩弱而虚数，以益气之中，兼补血、滋燥、润肠、升提之。有阳明燥火亢极，而热结难圊，用力下迫，而火性下垂，粪门肿痛，肛肠垂下者，脉必洪大、洪数、沉实有力，以清火解毒之中，佐以升提之剂。有老年血燥，或产后血虚液少，而结涩窘迫，未免努力日久而脱者，脉必涩数无力，以滋补升提之。有久泻久痢，气血两虚，湿热陷于大肠而脱者，脉必虚微，随本病之虚，佐以补益升提之剂。有小儿久痢、久泻，气虚努力，火迫下脱者，脉必虚弱，以补益清升为主。

通治主方

生黄芪三钱　人参一钱五分　当归一钱五分　陈皮　川芎
白术各一钱　防风　柴胡　升麻各五分　甘草二分

空心午前后煎服。

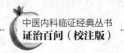

上补中益气汤加防风、川芎，以助清阳之气达于腠理，不外地气上腾之义。若地气上腾，天气自然下降。

如真气虚者，加附子五分。

如血枯液竭，燥结下坠，或产后、老年血燥，加松子肉二钱、生地三钱，去白术、川芎、防风，减黄芪一钱五分。

如阳明燥火自亢，实热下垂者，加黄连一钱五分、生地三钱、白芍二钱，去人参、黄芪、白术、川芎、防风。

如脾胃久虚，下痢泄泻而脱者，加肉豆蔻一钱、白术一钱、茯苓一钱五分，去川芎、当归。

如小儿久痢久泻，湿火下迫虚脱者，加白芍一钱、黄连三分，去川芎、当归，减人参五分、黄芪一钱五分。

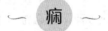

痫

或曰：痫之一字，何所取义？古论痫有五畜之别，今吾子俱不言及，何也？

答曰：痫字，从病从间，以病间断而发，不若别症，相连而病也。此病一如疟状，初有间一年而发者，或有间半年而发者，或有间数月而发者。发久气虚，则月近日密，甚有间一二时而即发者。发后神清气爽，与无病之人一般，故取义为痫也。但有阴痫、阳痫之分，日发者为阳，夜发者为阴。未尝有五畜之正名也，以发时形状声音宛如五畜，以合五脏之相应则可。而治法并不拘此，即属痰、属火，亦言其发病之末，犹未得致病之本也。

或曰：痫之发也，陡然而发，发时四肢搐搦，声音变乱，头摇目窜，角弓反张，口吐涎沫，面加五色，肢温多汗，少刻即苏，毫不知发病之形状，唯觉体倦而神色萎顿，目无神色。若非痰火，如何有此怪病？吾子不言有致痰、致火之根源，反以消痰、降火为非者，何也？

答曰：痫病虽小疾，而不能即愈者，正以医家独治痰火之标病也。凡论治痫，皆言痰在心经及经络四肢，人见经络四肢受病，故认定为痰，往往用安神、镇惊、清心、降火、消痰为主治。余独治此症，所重者是火，此火非心经之实火，本手少阳三焦、手厥阴心胞络虚火为病也，此火正属龙雷之火，阴火也。盖龙雷之火，发时必有暴风，疾病附而并发，少顷风恬雨霁，一如平时，所以知火为本而痰为标也。

或曰：前说近理，固无所疑矣，但发病之情状何故致此邪？

答曰：此症必因平日正气虚弱，精神不敛，偶有惊恐，神气散乱，魂魄不宁，龙雷之火乘虚窃发，致厥阴之火暴乘心经。心君昏愦，迭传于肺、肝、脾、肾，便声音卒然变换，继则游行左右十二经络之中，遍身振掉，彼此伸缩搐搦，如此循环一转，渐渐而退，还归肾经，人事苏醒，口吐涎沫痰水而愈。此实非痰也。因龙火陡发，混扰一番，使周身津液聚而为痰沫，随气上隘而盘旋也。如是二番，正气必虚，不觉相习而成痫疾矣。久发则愈虚，虚则发之渐近也。火乘阳经为阳痫，火乘阴经为阴痫，如真元耗散者，必加兼症。今将平日应验初、中、末三法治之，再同《指掌》兼参，以多服药为妙，外用针刺，见效尤捷也。

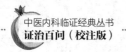

通治痫症初起主方

天麻三钱　枣仁一钱五分　茯神　钩藤各一钱　人参　半夏
白术各六分　橘红五分　生姜一片

午后临睡时煎服。

心为一身之主宰，以参、术先培正气，以神、枣宁神，以橘红、半夏消痰，以天麻、钩藤省风。

如气虚，加人参至一钱。

如血虚，加当归一钱五分，去半夏。

如气有余，加枳壳、菖蒲各五分，去参、术；如阳火盛，加黄连五分、菊花三分，去参、术、半夏；如风寒，加荆芥一钱、防风五分。

中治痫症主方

枣仁三钱　人参一钱五分　当归一钱五分　茯神　天麻　钩
藤各一钱　车前子　牛膝各五分

临睡时煎服。

主明则下安，以茯神、枣仁安神，神安则气血自然冲和。人参以益元气，当归以益营血，厥阴之火以牛膝、车前导之，掉眩之风以天麻、钩藤省之。

如气虚，倍加人参一钱五分，附子五分。

如血虚，加当归一钱五分。

清早空心，多服六味地黄丸三五钱，丸中再加车前、牛膝尤妙，久服龙火自灭。

末治痫症主方

人参三钱　枣仁二钱　白术一钱五分　当归一钱五分　茯神
黄芪各一钱　远志五分　益智　菖蒲各三分　炙草二分

临睡时煎服。

凡人病久远，不必泥平治病，只补正气以固本元，以归脾汤培心脾之元气，则后天资生之元气大旺矣。金匮肾气丸培阴中生阳之气，为痫症拔本穷源之药，久服二方，兼之针灸，永杜后患。

～ 癫 狂 ～

或曰：本来无病，如何卒然而癫，陡然而狂？何因而感？亦有愈者，亦有愈而复发者，亦有终身不愈者，何也？

答曰：此情志之所感，亦有阴阳之分也。病属五脏为癫，癫为阴症，阴症难愈。病属六腑为狂，狂属阳症，阳症易愈。凡有所触，故易发也。

或曰：癫狂固有阴阳之分，论致病之因，不过痰迷心窍，而神明变乱，既为心病，如何有脏腑之分？幸明悉之。

答曰：癫呆不语，语则惑乱，前后无叙，或清或乱，或正或邪，或立或坐，或睡，如醉如醒，宛若无病，惟叹息愁闷，怏怏失志，恐怖畏惧，随五脏受病而见症不一。虽曰痰迷心窍，心中自明白，忽然惑乱不清，初起只宜静养调摄，若泥于攻痰泻火，安神镇心，及以冰石珠珀之药早服，则终身不愈，何也？癫病本志意不畅，狐疑自怯，思虑妄想，作为差误而自悔，心虚胆怯而多疑，肾虚失志而自愧，脾虚失意而不乐，肺虚多忧而善悲，若肝虚抑郁而善怒，此皆五脏之神志先虚，神明受病，虽有痰有火，实不足之虚病，宜补不宜泻，只以后方主治可也。

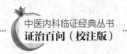

通治癫症主方

生枣仁三钱　当归一钱五分　天麻一钱五分　茯神一钱　远志一钱　菖蒲五分　柏子仁五分　甘草二分

清水煎服，不时。

心虚神困，以生枣仁宁之，菖蒲醒之；肝虚血少，以当归补之，天麻平之；肾之神为志，远志温之；脾之神为意，茯神益之，甘草和之；肺之神为魄，柏子仁润之。

上方补五脏之神也，补中有泻，何虑痰火之不清邪？

如火盛，加羚羊角、黄连各五分。

如郁痰郁气为根，加郁金三钱、贝母二钱、橘红一钱。

如元气虚极，久远不愈，加人参二钱，去菖蒲。

如血虚，加川芎一钱。

狂者，狂妄骂詈，一刻不宁，登高上屋，步走如飞，平素不能者而能之，此《内经》阳明篇所悉也。正谓六腑之痰气火有余之症。有泻无补，火清则愈，易为治也。只宜夺食，以汗、吐、下三法治之，使胃与大肠之火一清，肢体虚惫而愈，何也？狂妄之病起于暴怒，郁怒损伤肝木，肝木生火，火乘于胃，胃火与肝木并发，故发则令人心神躁妄，狂言失志，不避亲疏而骂詈裸形，不畏寒冷，夺食不知饥馁，正因阳明多气多血之腑，两阳合明而亢极也。忌用补药及安神金石之剂，只宜后法主治之。

通治狂病主方

枳实三钱　黄芩一钱五分　荆芥一钱五分　生山栀　黄连薄荷各一钱　甘草五分

煎十分，加铁锈二钱，泡酒浸大黄五钱、朴硝三钱，热服。服后听其吐泻，自定。不愈，并服一帖，自倦，倦时听其自睡，只与粥汤，三日方可吃粥。如吃粥早，必复发而难愈矣。

亢阳之火，虽曰阳明胃与大肠，六腑未必不病，病可致狂，其热毒之盛可知矣。况病酒致狂，胆横肝逆而不知人事，何况六腑之病邪？故用大承气合三黄解毒，加铁锈者，各有所制也。

如胸中痰涎壅闭者，先用瓜蒂散吐尽上膈之痰，继服前方下宿垢。

如狂甚不能服药者，以好甘遂三钱，量虚实增减，研细，不拘饮食中置之，任其自吃，吃后吐泻兼之，轻者即愈，重者前方一二剂必愈。如人事已省，心境不惑，以滚痰丸临睡服二三钱，自愈。

如怒气伤肝者，以龙荟丸三钱泻之。

如产后血虚，兼有瘀血凝于冲脉而狂者，加归尾、红花各一钱五分，桃仁三钱，去山栀、黄芩，煎好，加入铁锈水一钱五分，泡酒大黄三钱服。

如产后气血两虚为癫病，照前癫症方加减主治。

惊悸怔忡健忘

或曰：前症统为心病，何云心不受病，病在胞络？第不知致病之因与治法有所分别否？

答曰：心不受病，亦不能执定不病，即前之三病症，未必不是心病，非心不安宁，何以现前三症邪？难言不病也，致心之所以病者，无非惊恐、思虑、忧疑、郁结，治法大同小异，不外调补兼施。盖惊悸者，出于仓卒，眼见异类，耳闻异声，顷刻惊惕而神惑，如此之后，心中常怀，念念不忘，恍惚而动，谓之惊悸。悸者，恐怯之谓。惟恐复惊，惊则神气散乱，恐则心气自怯，此惊悸之义也，其左寸关乍大乍小，或浮或沉，心不定而脉变乱也。以壮胆壮神，和血安神之药常服自愈。

盖怔忡者，心中有如物撞谓之忡。忡者，忡逆之谓。忽然跳跃谓之怔，怔者，振动之谓。本心气虚，而三焦之火冲于胞络，胞络不和而心忡。若心神自虚，胞络无血以养，致心体躁而忽然跳跃而心怔，须调补气血为主，清火安神之药佐之。其脉左寸右尺数而不敛可征。

盖健忘者，善忘也。心中若了了，口欲言而忽然中止，谓之健忘。此平日有所失意而抑郁，痰涎痰饮之类，乘心室之空，渗于心窍，致心室不能虚灵，神机闭而不发，非其所忘也。脉多沉滑而涩数。以养血、开郁、顺气、消痰、逐饮之药主治。

通治主方

枣仁三钱，炒　益智一钱，炒　丹参一钱五分　当归一钱五分
茯神一钱　远志五分　生甘草二分

煎服，早晚。

上三症虽属气血两虚，心神不宁，宜用补益，然有痰、气、火之兼杂，故滋补之药不宜早用，以其虚为致病之本，于金石珠珀之燥劫，亦不可轻投，反伤真气，前方所以清补兼之。

如惊悸，本心虚胆怯，加人参一钱五分、龙眼肉一钱。

若久病，饮食减少，神色枯萎，夜梦鬼交，加黄芪、白术各一钱，去丹参、益智。

如怔忡，本三焦之火或胞络之火冲逆跳跃，加生地二钱，人参、黄连各一钱，去远志、益智。

如健忘，本痰气火乘于胞络心室，加天麻、胆星各一钱，菖蒲五分，去丹参。

丸方

惊悸服天王补心丸。

怔忡服安神丸。

健忘服宁志丸。

淋浊

或曰：赤白二浊与五种淋病，本同病于前阴，如何有七症邪？

答曰：病虽出于一窍，致病之由有五脏，故有七症之名。治法之异，亦不离膀胱，三焦湿火为病之本也。

或曰：致病之本，本湿热，湿热之本，又从何生？

答曰：人身脏腑、经脉、肢体，所赖营卫之导引，三焦呼吸之升降。若其气如常，百病不生。其气一病，百病皆至。《经》云：三焦者，决渎之官，水道出焉。膀胱者，州都之官，津液藏焉，气化乃能出矣。所重者，只在气化耳。此气字，不独指肺气之输化，通调于五脏之元气，概而言之也。盖万病不能害人，第于日用起居，不知颐养，自寻死机故耳。

淋浊本轻微之恙，治之失宜，可以致死。今别类分门，以备采焉。白浊者，病在气分，所解之尿如米泔状，浑浑而浊，梗梗而痛者，气闭火盛也；不痛者，火盛而气不闭也。六脉有力，或滑数而不清，此脾肾之湿热，以清热、顺气、升清、利浊之剂治之。初起元气不乖，以草药先服，取其药味新鲜而神速也。

赤浊者，病在血分，所解之尿浑浊而有红粉色，浓厚而不净，阻碍而不通，此正湿热伤于血分，气闭火盛，六脉滑数有力，此心与小肠受病，以和血、清湿热之药，升清利浊可也。血淋者，病在血分。《经》云：阴络伤，其血下渗。夫阴者，为冲脉，为血海，为阴络也。此病有房劳内伤于冲脉者，有郁怒损伤于阴络者。其冲脉起于至阴之下，夹脐两旁上冲于两乳，至口唇之吻。以其受伤，其血渗于膀胱，由小便而出。初则轻浅，其溺与血相杂而出，或暗渗而下，解时急而不痛。日久日虚，其血易渗，渗积于膀胱。结块，临解时其尿易出，其血成块，胀塞于溺管之间，不升不降，痛苦万状。如是不善调摄者，死必随之，其脉涩数。以升清补益，非调治一年则不愈。

气淋者，病在气分也。所谓肾气虚而三焦不能决渎，肺气虚而膀胱不能施化，欲解则闭塞而梗痛，滴沥不畅，不解时常①下迫急坠而难忍。忌用分利通淋之药，只宜静摄调养年余，方保无恙。六脉必沉弱，或微细而虚大，以升清补益之药多服。

砂石淋者，下焦精枯水竭，火盛煎成如砂，如石粒，塞

---

① 常：此前原有"不"字，于文义不通，故删。

于溺管而难通，其尿如常，此湿火之亢甚也。两尺之脉必有力，心肺之脉必洪大。以清补通淋之药常服，此属郁怒伤肝者多，戒气、省劳、绝欲为第一义。

劳淋者，本劳烦思虑、七情内伤之病，凡有所触即发，发即塞滞不通，如欲解，过迫①难忍而急至，脉沉微涩数，以养神益志、清升补益主治。

膏淋者，其症初起为浊，浊久不愈成淋，所解如脓，如浆，不时淋沥，皆阴虚火盛，心肾两亏之症，壮水滋阴、清心降火主治。

或曰：书中又有肉淋、热淋、虚淋、寒淋，何如不悉也？

答曰：凡淋不离虚与热耳。气淋之中，已有虚寒之义。砂、膏之中，已寓肉淋之义，故不多赘。

通治二浊五淋主方

麦冬三钱　生地　车前各二钱　黄连一钱　枳壳一钱　知母一钱五分　白芍一钱五分　甘草三分

早晚空心煎服。

淋浊之症，初因阴血不足，金水之源流不清，方至气闭火郁而成。麦冬、知母，先清金水之源流；生地、白芍，以滋阴血之不足。泻火莫过于黄连、甘草，顺气专功于枳壳、车前。

如血淋，加茜根一钱、阿胶一钱五分、藕节一个，去枳壳，减车前一钱。日久去黄连，加人参一钱、升麻五分。有死血，加红花一钱。

如气闭不通而为淋，加荆芥二钱、香薷一钱，去生地、

---

① 过迫：疑为"逼迫"之误。

麦冬。

如气虚下陷而为淋，加生黄芪、人参各一钱五分，升麻、陈皮各五分，去生地、枳壳、黄连。

如砂石淋，加牛膝、黄柏各一钱五分，去白芍。

如膏淋，加生山栀、泽泻各一钱五分，去白芍。

如劳淋，加茯神三钱、丹参二钱五分、枣仁二钱、菖蒲五分，去枳壳、白芍、生地。

若气虚，加人参、黄芪各一钱、升麻五分。

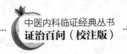

痉 瘈

或曰：有言痉者，有言瘈者，瘈与痉何所取义邪？

答曰：痉者，强劲不和之义，所谓刚痉也，属阳。瘈者，结滞不通之义，所谓柔痉也，属阴。以其阴络闭而阳络空，致湿热游行于血脉，血脉不通，四肢搐搦而振掉，口噤头摇而目窜，角弓反张，面黄畏寒，汗出如雨，周身烦痛，口热身凉，名为柔痉。以其阳络满而阴络空，致风热游行于血脉，血脉不和，肢体拘挛，掉眩口噤，头倾戴阳，角弓反张，体热面红，无汗，筋骨劲强，名曰刚痉①。

或曰：刚痉、柔痉，何以感受？

答曰：刚痉、柔痉，原非本症，皆因病后而相传也。凡久病气虚为柔痉，血虚为刚痉。惟其虚也，必有兼症而触发，

---

① 痉：原作"瘈"，据文义改。

如风、寒、暑、湿、燥、火之外触，如用药补、泻、疏、散劫耗真气血脉之触发。内触者，先因病而真气虚、血液枯，或产后血枯气衰，汗多亡阳，致虚热内鼓而触发。如湿家多汗，而重发湿家汗，则气血重虚，虚热内薄而触发；如疮家血液久枯，而重发其汗，反夺津液，虚热内亢，反兼风化而触发。外触者，凡因病久，精津血液已虚，偶为外感所侵，随感而内郁，郁则为热，热极生风，风热内薄而发也。今分外感、内因二方于后。外感者，脉浮弦紧，搏大而急疾；内因者，多汗，其脉微弱涩数，虚弦而无力。

当归三钱　秦艽一钱五分　防风一钱五分　川芎　羌活　黄芩各一钱　甘草三分　生姜三片

不拘时煎服。

刚痉本于血虚，故君当归而臣以秦艽，以川芎为佐，致病热郁于经络，以秦艽、黄芩泄血中之热。非风药不足以越关节之热邪，故用羌、防为导引之使。

如有风，加荆芥一钱五分、羌活一钱。

如有寒，加羌活二钱、桂枝五分，去黄芩。

如有暑，加干葛、香薷各一钱。

如有湿，加苍术、羌活各一钱。

如有燥，加何首乌三钱、菊花一钱五分，去羌活。

如有火，加何首乌三钱、连翘一钱五分。

如有痰，加橘红、杏仁各一钱五分。

通治内因柔痉主方

当归三钱　秦艽一钱五分　荆芥一钱五分　人参一钱　黄芩一钱　桂枝五分　甘草二分

不拘时煎服。

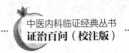
柔痉本于气虚血弱，人参益气，当归补血，用秦艽以活血中之热，黄芩可散气分郁火，佐荆芥、秦艽以清风热之内攻，桂枝、甘草以固腠理之不密。

如产后气血两虚，加白芍、生黄芪各一钱。

如发湿家汗，加生黄芪一钱五分、防风一钱，去荆芥。

如发疮家汗，加白术一钱五分、川芎一钱。

如气血久虚，兼之劳烦，虚热内搏者，加黄芪、白术、芍药各一钱，人参五分。

忌用香燥辛热发散之药，如白芷、乌药、细辛之类。

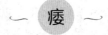

痿

或曰：痿、痹两症有所分别否？

答曰：痿与痹二症，天渊不同。痿本虚症，有补无泻，虽久痿于床褥，其形色绝无病状，惟有软弱无力，起居日废，行步艰难，并未有痛楚者也。若痹症，为不足中之有余。有余者，因风寒湿三气合而成痹，有泻有补，形神色脉皆枯，必为麻木疼痛，行动艰难者也。故痹病在表，本风寒湿之外感，受病在经络血脉之中，气血团涩之故；痿症在里，属精神气血不足，受病在五脏六腑之中，由不能充周之故，所以治法亦别也，

或曰：痿病既属脏腑之虚，与虚劳无异，何前文云形神绝无病状？其治法与虚劳同异否？

答曰：痿病有五，《内经》详甚，但未有治法耳。其因

起于五脏精神不足，非精神全虚大损之可比，专责于阳明燥金，金燥水枯，三焦之火兼杂而为病。以其不甚虚损，只令人神驰气荡，血热火亢，精离痿软、虚眩、消中、不寐、解㑊、四肢不用、起居不能诸症，此各随五脏之精神情志，而现五脏之虚痿。其症治之不同于虚劳者，以其不咳嗽、不吐血、不发寒热，故为异耳。

或曰：痿症之肢体不用，精神恍忽，惊疑恐怖，能久而不死，何也？

答曰：痿者，萎也。如草木失于培植灌溉，或久晴久雨，枝叶枯槁倾垂，在根本实未损一，得雨露阳和，依然欣发向荣。凡痿病起居违常，饮食如故，标症虽多，其精神气血生机不绝，故虽久病可愈，不与虚劳同耳。

诸痿脉症

痿病之因，由于精神不足，必兼虚大偏盛，先使人心虚胆怯，情志抑郁，致五脏之真阴先虚，六腑之亢阳偏盛，则神不能藏，精不能固，汗不能敛，火不能归，阳络满而阴络空，肢体散解，精神惑乱，三消中满，眩运烦躁，不寐魄汗，遗精，梦与鬼交诸病悉至，故《内经》治痿之法，独取阳明。燥金为病，所谓肺热叶焦，一如枝叶枯燥之象，则不能化营冲①而润宗筋，以致宗筋缓纵，机关不利，筋膜燥急，阴维阳跷各不能维持便捷，遂成虚痿。惟痿症之色脉如常者，火色也。脉多浮数洪滑而有力，或软弱无力。不甚虚涩者，其生机尚在也。后分五痿治法，与《指掌》方书参究可也。

---

① 冲：疑误，当作"卫"。

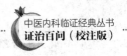

通治虚痿主方

枣仁三钱　生地二钱　麦冬一钱五分　知母一钱五分　茯神
山药各一钱　黄柏五分　五味子三分

午后临睡煎服。

阳明燥金与三焦之火同病，致心不宁而神无主持，方生委顿自困之疾，故用枣仁安其神魄；肺热则本体必燥，水源先竭，故以冬、母清金润燥；水不足，故三焦之火游行于脏腑，现症不一，故以知、柏壮水制火；用生地、五味、山药；所以固精神元气，清补而敛者也。

如心虚，则胞络之火偏盛，脉必洪大，面赤，烦燥不宁，消渴引饮，盗汗，周身烦痛，梦魂不安，此脉痿也。加生地三钱、麦冬一钱五分、黄连五分。早服六味丸五钱，临睡服朱砂安神丸。

如肺虚，则金水之源先竭，脉必虚微而涩数，面白唇红，畏热怯风，嗌干而魄汗不敛，痰嗽音嘶，遗精烦渴，此肺痿也。加麦冬、人参各一钱五分，去黄柏，减枣仁一钱。早服六味丸，晚服金水膏。

如脾虚，则土薄而万物不生，四肢委顿，面黄浮肿，脉必缓弱无神，微细无力者，脾痿也。必土弱而有湿热，加白术三钱，黄芪、人参、石斛各一钱五分，陈皮五分，去生地、麦冬、五味、知母、黄柏。

如脉洪数，或缓弱无力，兼嘈杂，中消，恶心，体肥而体倦，阳明胃经燥火自病也。加人参二钱，白芍一钱五分，黄芪、黄连各一钱，去麦冬、知母、五味子。早服资生丸，晚服养正丹。

如肝虚，则血少而本燥，肉热而筋枯，脉必虚弦急数，

惊恐多疑，胆怯不寐，目昏头眩，筋急爪枯，肢体转筋，白
淫遗滑，此为筋痿。加牛膝、木瓜、菊花各一钱，去生地、
麦冬、五味子。早服虎潜丸，晚服安神丸。

　　如肾虚，水枯髓竭，腰膝痿软，脉多微弱而涩数，两腿
无力，阳事易举，举而精滑，小便频数，淋漓秘结，此属骨
痿，加熟地三钱、人参、枸杞、当归各一钱，去生地、茯神、
枣仁。空心服固精丸或河车大造丸，晚服集灵膏。

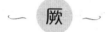

厥

　　或曰：厥与卒中，似是之间，何以别为中？何以别为厥？
厥中之形症有所分别否？

　　答曰：卒中之脉，由气虚欲脱，有浮洪、搏急、缓滑、
弦紧之脉候。诸厥之脉，由气闭不通，则沉伏涩脱，或沉弦
微滑之分别也。卒中之症，面赤肢温，息粗鼻鼾，体和顺而
不像病形。诸厥之症，面青口噤，四肢厥冷，体僵强，奄奄
一息如死状也。

　　或曰：前之论厥有六，致厥之因，可能悉否？

　　答曰：厥症不止于六者，其常也。致厥之因，因于气闭，
而一时之间诸经之脉内外陡闭不通，何也？营者，营于中；
卫者，卫于外。今营气反拒绝于外，卫气反隔闭于中，所以
内格外拒，上下不通，故肢体僵卧，手足厥逆，六脉沉伏，
厥之大义如此。所谓厥者，极也，凡阳交于阴，阴至于厥阴，
阴之极也，一如六阴尽而一阳复初之义。诸厥之为病，虽四

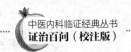
肢厥逆，少刻阴退阳回，气脉一通即愈，不若诸虚之症，手足冷厥，脉微欲绝，汗出如雨，痰声如锯，此皆临危之绝症。

或曰：治厥之方，同邪？异邪？

答曰：诸厥统属气闭，营卫不通，虽云恶症，致病之因不一，可以通治。六要门类，须照治法，对症加减，未有不愈者也。如寒厥者，因寒所乘，兼病久脏腑空虚，不拘内受外感，侵于三阴，阴盛阳衰，身寒厥冷，下利泄泻，倦卧，唇口青而畏寒，六脉沉伏，一如中寒相似。中寒则腹中绞痛，亦有病久，阳虚气脱而厥者，亦名阴厥，以温中、散寒、回阳之药治之。如阳厥者，因六腑壮热亢极，反兼水化，而四肢厥逆。其厥逆至于腕，不至于肘，脉必数而有力，不甚沉伏。惟热伤阳明，邪热未解，多有此症，身热而大小便闭塞，以清凉解散、苦寒通利之药泻之。如痰厥者，平素多痰，偶有外触，营卫不和，不能导运痰涎，以致壅闭于隧道，使诸经闭绝而发厥。一时昏愦，语言謇涩，四肢厥冷，六脉沉滑，必有痰声，少顷气回痰活即愈。惟先用吐法，继用导痰顺气之剂。如气厥者，一时暴怒或郁怒伤肝，其气并逆，使营卫拒格，而诸脉绝闭，六脉伏而不起，手足厥逆，面青身冷。先用苏合丸姜汤灌醒，方用顺气之药。如蛔厥者，非谓素有蛔虫，腹痛而肢厥，只因胃家虚寒，或内有湿热之物，盦而化虫，虫攻肠胃，肠胃不和，攻筑而窘痛，痛则脉沉，沉而乍大乍小，面青唇白，以煎丸并服安蛔自愈。如血厥者，因吐血太过，孤阳独越，与上焦之火并伏于心，令人昏晕，自汗，四肢厥冷，谓之薄厥，症见血晕而肢厥者，方见产门。如尸厥者，厥则肢体僵卧，面青，口噤眼合，肢体厥逆而冷，六脉沉，即有乍大乍小不一之脉。此因正气久虚，偶为客邪鬼魅邪神所侵，以苏合丸姜汤灌服，继烧玉枢丹以辟其邪。

半夏_{三钱}　茯苓_{一钱五分}　橘红_{一钱五分}　防风_{一钱}　桔梗_{一钱}
枳壳　桂枝_{各五分}　炙草_{二分}　生姜_{三片}

不拘时煎服。

二陈汤，通脾胃结滞之痰气者；佐以防风、桂枝以疏在表之风寒；枳壳、桔梗以利中宫之浊气。

如外感寒，发寒厥者，加羌活一钱五分、苏叶一钱，去枳壳、桔梗。

如内受寒邪，而发阴厥者，加肉桂、干姜各一钱，附子五分，吴茱萸三分，去枳壳、桔梗。

如热厥者，表里之热亢极，反兼水化，加黄连、黄芩各一钱五分，连翘二钱，薄荷一钱，枳壳五分，兼服润字丸三钱，表里之热皆和，去桂枝、半夏、茯苓，减橘红五分。

如痰厥者，先用盐汤探吐，或稀涎散探吐，之后用前方加荆芥一钱、枳壳五分，去桂枝。如不清，用牛黄丸一丸。如大便不清，用沉香滚痰丸二钱，

如气厥者，加前胡一钱、乌药五分，去桂枝、茯苓。

如蛔厥者，加白术二钱，干姜一钱，黄连、川椒各五分，乌梅一个，去防风、炙草、桂枝、桔梗，减半夏一钱。

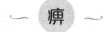

痹

问曰：人之一身，无非假气血以滋养，借营卫以导引，所以百脉流通，肢体便捷。甚有麻木不仁，偏枯痿躄，或上

或下，或左或右之不等，还属气血不和，还属营卫不行，还属百脉不通？若论气血不和，何左有而右无？何上有而下无？若论营卫不行，何运于左而遗于右？何导于上而引于下也？若论百脉不通，何通于此而不通于彼？兼之饮食、起居、言笑不减平日，难以言虚。若此症候，疑而未悉，吾子其畅言之。

答曰：痹者，脾也。脾主营气。营者，营运也。因脾虚，则脾气亦虚。营气虚，不能营运经络血脉，血脉闭而不通，方成痹症，此论致病之本也。因营气先虚，方受风寒湿外感之气，滞着经络血脉之中，合成痹症，此论受病之因也。盖三气之中，须分各有所胜者，其病名始定，始可用药。于风气胜者，为行痹。言风属阳，善行而数变，其性走而不留，故不拘上下左右，只在关节之间流走而痛，或痛三日五日，又移换一处，故名行痹，俗名流火痛是也。火，即风之义耳，又名白虎历节风，言其在关节往来而痛，一如虎咬之状，日轻夜重耳。于寒气胜者，为痛痹。言寒属阴，阴主凝，血脉寒凝，不通则痛，痛在一处，不移换者是也，故曰痛痹。于湿气胜者，为着痹，言湿属阴寒，又属湿热，与风寒不同，何也？风与寒言其气耳，有形无形之间。若论湿，有寒湿，有湿热，有湿痰，在湿与热痰，无形而有形矣，所以滞着于血脉之间，连血脉亦变为湿热、湿痰、寒湿，混合而为一，遂致肌肉先麻而后木，木而不知痛痒，谓之不仁，故曰着痹。着者，着滞不通，血脉阻塞，使上下脉理，尽皆闭而阻碍不通，彼此皆不仁矣。亦不论上下左右，凡受湿之处，先病耳。此论现症定名也。

或曰：风寒湿三者合而成痹，假如三者未必能合，其痹安生？还属营气受病，卫气受病？幸明悉之。

答曰：大凡痹气，唯营气受之，营气行经络血脉之中故也。卫气性悍，另行脉外，故不受病。大抵病凡属外感者，只有风寒湿三气，人易受而易成病，血脉感此三邪，亦容易稽留而为病。所受不定，或一，或二，或三，亦不拘者。若一，则轻；若二，则重；若三，遍身皆病，则深矣。以脉症详其孰胜，孰少，孰无而治之。

或曰：前文所言，凡属外感者，久①有风寒湿，此外可有别感别名邪？

答曰：《经》旨论病甚详，言四时所感，应四时合五脏，以成痹。若五脏六腑所郁，又有脏腑之诸痹，论痹之名状甚多，总不外外感内伤。外感者易愈，内伤者难痊。外感为有余，内伤为不足。有余者，只要治病，故易愈。内伤者，欲要补虚，恐邪得补而滞着，欲要治病，恐气血愈损，而病不能痊，须得补泻兼用，则成功不易。又有一种，别无外感，亦无内伤，只因情志抑郁而成痹者。余治疗数人，皆得奇效，此书中所未载也。大凡诸病中，变症不测，难以定名，只要医者灵机活变，消息意会可也。

或曰：痹之难定，凡主治中，可豫为一定之方，以为准绳否？

答曰：治病方法，由古至今从无一定之理，何也？古方、古法、古人已有效验者，留与后人以作准绳。弟今运气不如古时，今人禀性不如古人，印症用药，万不能执方主治。今以得心应手之方，叙于后，以备采用。

————————

① 久：疑为"只"字之误。

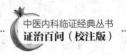

风痹脉症

风痹者，非风寒之风也。当从风热之风，如火之性，故善走也。若属风寒，则凝而不行，其痛多在关节肢体之间，或红或肿，按之极热，甚而恶寒喜温，三五日又换别处者，是脉多浮大而涩数，日轻夜重，以和血通经、省风清热之药治之。

治风痹主方

防风一钱五分　秦艽一钱五分　当归一钱　土牛膝一钱　羌活一钱　酒芩　车前各五分

午前后煎服。

病在血脉，以和血脉为主。当归、秦艽、牛膝，以和上中下之血脉；非风药不能引经，羌活、防风主之，非泻火则痛不止，酒芩、车前主之。如日久气虚，加人参一钱五分方愈，药酒方服。

如大便结，搜风顺气丸主治。

寒痹脉症

寒主收引，血脉因寒而闭涩则痛，须得温经散寒、顺气活血之药，可以止痛。久则血枯筋燥，肢痛拘挛，治之不易愈也。脉多沉涩或弦紧，得药酒兼治有效。

治寒痹主方

当归二钱　羌活一钱五分　防风一钱五分　海桐皮一钱　川芎一钱　桂枝　独活各五分　生姜二片

午前后煎服。

寒凝于血脉，用芎、归辛温以活血，桂枝、桐皮辛热以旁通，羌活、独活辛甘以发散。

如日久，加人参一钱五分、白术一钱。如阳虚，加肉桂一钱，去桂枝。

湿痹脉症

湿甚则滞着，着则肌肉脉理闭而不通，轻则麻重，则木而不仁，四胶重着，脉多濡滑无力，虚弦无力，此脾虚不运，血脉闭而凝着，以分消渗湿之药主之。

治湿痹主方

当归一钱五分　秦艽一钱五分　白术一钱　川芎一钱　羌活一钱
苍术　防己各五分　生姜一片

煎服。脾主湿，营运之机在脾，故用苍术、白术；病因营气不和，故用芎、归；风胜湿，湿热在经络，故用羌活；湿热在血脉，故用秦艽；湿热在下部，故用防己。如日久，加人参一钱五分。

或曰：四时五脏六腑之痹有治法乎？

答曰：四时合五脏者，其论有二，前云外感内伤之义也，若外感风寒湿，因四时合五脏者，此因外感先病，病久日深，渐传脏腑，其治法与前三法相同，只辨虚实，少少加补泻气血之药，固本培原，消息治之。若内伤之痹症，绝无风寒湿三气之外邪，与前三法迥然不同，古书虽备，未及分析，全在明者察之耳。

或曰：请悉内伤之痹何由而致病？何法以治之邪？

答曰：内伤之痹，因七情抑郁，脏腑之气闭而不通，或闭于上，或闭于下。故有淫气喘息，痹聚在肺；淫气忧思，痹聚在心；淫气遗溺，痹聚在肾；淫气乏竭，痹聚在肝；淫气肌绝，痹聚在脾。观此《经》义，宁非内伤？既云内伤，则与外感风寒暑湿毫无干涉，何可混治邪？

或曰：内伤之痹，固与外感不同，所言淫气者，必由外

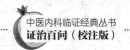

而达于五内，此淫字与外邪六淫之淫字同否？

答曰：此淫字，当以淫精于脉之淫字解说，是营运、运行的意思。盖五脏之气，各有营运，若情志抑郁，闭而不运，则气结于本经，而为痹气。故曰：痹者，闭也。明知与外感无涉，向来内伤脏腑之痹，有论无方，今定一主方，以脏腑所有之痹，略为加减云。

内伤脏腑众痹脉症

凡痹家脉症，总而明之，寒多则痛，痛则脉必浮弦、弦紧；风多则行，行则脉浮数、浮弦；湿多则着，着则脉必濡软无力；在骨则重而不举，其脉必沉涩；在筋则屈而不伸，其脉必弦涩；在肉则不仁，而麻木不知，其脉必缓弱、涩弱；在脉则血凝而不流，其脉则沉涩而短；在皮则寒而皱揭，其脉必紧涩。毋论痛与不痛，逢寒则急，逢热则纵。若内伤，则六脉多从现症虚实而意会可也。

治内伤众痹主方

苡仁三钱　紫菀二钱　丹参一钱五分　泽泻一钱　橘红一钱
菊花　牛膝各五分

上方通治五脏内气闭不通诸痹之剂也。脾主营气，以苡仁、橘红治脾痹，紫菀治肺痹，丹参治心痹，菊花、牛膝治肝痹，泽泻治肾痹。名曰治痹，实顺五脏之气也。

如淫气喘息，心胸痞结，气逆而欲咳不咳之状，即息贲之义，肺痹也，加贝母一钱五分，或桑皮一钱，去丹参、苡仁。

如淫气忧思，心中怏怏不乐，否否不快，不思饮食，形神萎弱，即气逆膻中，心痹也。加人参一钱五分，茯神一钱，远志、益智仁各五分，去苡仁、牛膝。

如淫气遗溺，膀胱胀满，如热汤所沃，小便不利，欲解不解，此为胕痹。加车前子一钱五分，丹皮五分，去苡仁、紫菀。

如淫气肌绝，肢体缓纵不仁，脾痹也。加白术三钱、茯苓一钱五分，去紫菀、牛膝。

如淫气乏竭，劳伤劳力，疾走恐惧，体倦肢懒，即谓罢极之本，肝痹也。加枣仁一钱、当归一钱五分，去苡仁、紫菀。盖痹之名尚多，其方不能尽备，总在内伤五症中详治可也。

虚损

或曰：虚损痨瘵，人皆谓之痨病，又谓之怯病，其说不一，不识痨即怯邪？

答曰：名正则言顺，虚损症谓之怯病，乃软弱自怯之义。此言五脏六腑精神气血有耗而不生，不生则虚，虚则补，若过于劳伤则损，损则难治。《经》云：损者益之，虚者补之。终保无恙也。不若痨瘵，病久坚固而难愈。

或曰：虚损之病，何以致虚？何以致损？补益之法有所分别否？

答曰：脏腑各有所损，致病变祸新久不同，阴阳虚实现病不等，须凭脉症参酌，早为主治，方保无虞。若迁延日久，脾胃一败，生机已绝者，不治。盖虚损者，损坏之义，譬诸墙壁摊塌，栋梁折坏，门窗破损，皆可修补者也。

如心经，因使心费神，曲运神机，心血必耗，心气必亏，心包之火逆甚，则心神必不宁而荡散，心烦壮热，不寐怔忡，口渴舌干，盗汗遗精，小便短赤，饮食无味，不食空嘈，神梦飞扬，脉多浮数、洪虚，因阴血少而神不安，以滋补之药调治，此治心经之阴虚也。如脉微弱不数，涩弱少神，因阳气衰而神自衰，以补益之药调理，此治心经之阳虚也。

通治心经虚损主方

枣仁三钱　当归一钱五分　人参一钱五分　龙眼肉　丹参
茯神各一钱　生甘草五分

早晚煎服。

如阴血虚，心火盛者，加生地二钱、麦冬一钱五分、五味子五分。服安神丸。

如心经阳气虚，而神无主持者，加黄芪二钱、人参一钱五分、白术一钱、益智五分，去龙眼肉、丹参。服宁志丸。

如肺经元气为忧愁思虑所伤，而卫气不充，腠理不密，时有畏风怯寒之状，不咳嗽，而咽嗌间频频欲咳，面白无神，魄汗不止，体倦懒言，语微自怯，此本经气虚，谓之阳虚也。六脉微弱，或微细不数，按之无力而空，以参、芪温补卫气为主。如至申酉，两颧见红，唇红，烦咳，口干，不畏风而畏热，或痰中有红丝，梦遗精滑，二便燥结，六脉虚数，数而不清，此本经血少，谓之阴虚也。宜参、麦清补宗营二气为主。

通治肺经虚损主方

麦冬三钱　人参一钱五分　枣仁一钱五分　葳蕤一钱五分　茯神
黄芪各一钱　五味子六分

煎服，早晚时。

如肺金燥，而津液不足，为阴虚火盛，加生地三钱、知母一钱，去黄芪，减人参五分。

如肺气虚寒，喜热恶冷，元气不足，加人参二钱五分，黄芪、白术各一钱，炙草二分，去麦冬、五味子。畏寒脉微者，加附子五分，去葳蕤。集灵膏、河车大造丸皆可兼服。

如脾胃之元气虚者，多因思虑伤脾，或因劳倦伤脾，脾虚胃弱，中宫营气不和，肢体困倦，饮食日减，肌肉消瘦而解㑊，中满恶心，脾泄飧泄，喜热恶寒，睡卧不安，六脉微弱而缓，此营气虚消之阳虚也，以温补为先。如六脉数而不清，滑而无力，大便秘结，嘈杂，中消多食易饥，此脾阴虚，本经血虚胃热，以清补为主。亦有因别经先病而传于脾胃者，有因脾胃先病而传于他脏者，当参酌而调补之。

通治脾胃应损主方

白术三钱　人参二钱　黄芪一钱五分　茯神一钱　当归一钱
陈皮五分　炙草二分

早晚煎服。

如脾胃之元气虚乏者，谓之阳虚，加远志、益智各五分。

如脾胃之精血不足者，谓之阴虚，加丹参一钱五分、枣仁二钱、芍药一钱、当归五分，去黄芪、白术、陈皮，减人参五分。

如肝胆虚者，多因谋虑太过，所愿不遂，或郁怒不发，怏怏失志，或胆虚不决，多怯多疑，或虚寒假热而似疟，或淫梦惊惕而不寐，或目赤眩晕而耳鸣，经脉淋漓而妄溢，脉多虚数弦急者，为阴虚；微缓缓滑者，为阳虚。

通治肝胆血损主方

枣仁三钱　生地二钱　当归一钱五分　人参一钱五分　茯神

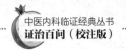

枸杞子　丹参各一钱　牛膝五分

早晚煎服。

如本经阴虚血少内热者，加菊花一钱，去人参。

如本经阳虚气弱虚寒者，加人参、黄芪各一钱五分，远志五分，去生地、丹参、牛膝、枸杞子。虎潜丸、宁志丸可以久服。

如肾与三焦虚者，多因房劳不节，淫欲过度，梦遗滑精，白淫淋带，冲任闭绝而不调，腰膝软弱而乏力，阳虚阴痿而不振，此本经气血虚乏之症，六脉涩弱或弦涩少神。

通治肾经虚损主方

熟地三钱　人参一钱五分　麦冬一钱五分　山药一钱　茯神一钱
山萸肉　丹皮各五分　五味子二分

早晚煎服。

如脉细微不数，阳痿，形神不华彩，此为阳虚，加人参、黄芪各一钱五分，桂枝、附子各五分，去麦冬、五味子。

如脉虚数有力，三焦火盛，加知母一钱五分、黄柏一钱。

阳虚服八味丸，阴虚服济阴丸、天王补心丹、固精丸。

或曰：五脏各有所主，心主神，肝主血，肺主气，脾主营，肾主精。前文云各脏中，有精神气血者，何也？

答曰：五脏虽各具一五行，而不知一脏中各各具一五行，所以五脏咸得并受营气，咸能资生造化，统领精神气血而无穷。

或曰：心、肝、脾、肺、肾分配水、火、木、金、土①，何以云各具一五行也？

──────────

① 水、火、木、金、土：与前五脏对应顺序当为火、木、土、金、水。

答曰：若五行只一生杀之机，造化之机有限量也。以其五行之中各具一五行，故能肖天地而具万理，生生不息，无穷之机出矣。

～ 痨瘵 ～

或曰：前论虚损，有脏腑阴阳两虚之分，及精神气血两亏之异矣，若痨瘵一病，不识何因而生？

答曰：痨者，牢也。辟如人陷于牢狱一般，有死期无生日也。又如坚固永牢，终不能痊也。瘵者，败也、坏也。延蛀而败坏之义，有死兆无生机也。

或曰：何故致生痨瘵？不识可明悉之，使人豫明生病之由，防微而杜渐否？

答曰：致病之因不等，各随病之所触而发。凡生痨之人，亦可豫料而杜渐也。何以知其必生痨病？盖人之死生寿夭，观察平日形神性情可知。观天地之所以生万物者，必得春生夏长，生阳畅达之气而生。生者，申也。若得秋冬肃杀阴凝闭藏之气而死。死者，止也。第草木之死为止，即谓之伏气，为来春生发之基。人之性情最喜畅快，形神最宜涣发，如此刻刻有长春之性，时时有生长之情，不惟却病，可以永年。若人平日无事，而忧思沉想，默默无言，面容黯惨，眉宇不舒，人以为老诚忠厚，不知胸中之杀机日盛，已现于形容矣。即坐卧欢乐之场，反生暴怒，即处于富贵之境，略无喜色。所谓抑郁成痨，多气成痨，久嗽成痨，积热成痨，久疟成痨，久病日远成痨，伤风不醒成痨，产怯成痨，传染习气成痨，小儿疳疾成痨，疳嗽成痨，穷思积想成痨，酷饮成痨，过欲成痨，悭吝①刻剥成痨，男女过时失配成痨。须知致痨之因不一说，不外性情之执滞习染而成，多致不治，何也？药能疗病补虚，不能移情易性故也。

或曰：每见生痨者，皆属壮年无病之人、富贵安逸之人，何也？痨病有多年而死者，有三年而死者，有一年百日而死者，何也？

答曰：凡属痨病，皆在四旬之内，及童稚之年，可想见矣。彼其精神气血壮盛之时，于内则为性情之抑郁，于外则为风寒之感冒，所以童稚、壮年、鳏寡、僧尼多犯此病，难言斫丧精神，气血两虚而病也。实病于情志抑郁，积想而成。正借精血之未枯，一有内煎，壮热不透，郁而生虫，虫侵腑脏骨髓之中，有何法可治？譬之高堂华屋，外用彩漆壮丽，内之木植滋性犹存而未枯，遂致内蒸生虫，白蚁日蛀而坏，还可脱梁换柱而重新。人之脏腑骨髓蛀坏，即有良法神方，将安用之？此症初起，只宜畅达性情，毋使抑郁，用宣发郁热之药，不使内蒸，如逍遥散之类是也。外用艾灸膏肓、百会三穴，以断生虫之患，再用桃柳头捣烂，擦脊骨、四肢、手足腕之间，以杀延蛀之患，兼服后方。如法调补，以图万一之侥幸，无如怡神恬澹，静养以求生意为切。

或曰：前文为郁蒸生热，郁热生虫。论人身抑郁发热者甚多，何至于生虫？如何老年之人，便无此症？不识先生虫而后为痨，先病痨而后生虫邪？

---

① 悭吝：吝啬。

答曰：凡生痨病，必先从抑郁而内蒸，蒸则郁热内亢，亢热不能清散，随外触而先发痨热，痨热久郁不透，假我之精神气血而生虫，虫生则延蛀不定矣。若老年精血已虚，虽有郁蒸，不能生虫。惟壮年精血不枯，借之以生虫耳。辟之腐草为萤，夏天饮食假郁蒸而生虫，人身汗衣借汗液而生虱，即此义也。

痨瘵初起形症治法

凡痨瘵初起，虽属情志抑郁，而内蒸之病渐有，或为暴怒，或为惊恐，或为忧疑，或为外感，因而相并为热，热之状往来不定，发如疟状，先有微寒，然后发热，热时饮食起居如常，面颜如旧，神气不倦，惟五心烦热，鼻息热，而咽喉淫痒，而为咳，咳久痰红，诸病见矣。若疟病初起，形神黄瘦，大寒大热，热过汗出，发作有时，发后脾胃弱，而肢体虚倦浮肿为异。痨病之脉与疟相似，浮弦而虚数，两寸盛而两尺无力，或弦急，急数搏大者有之，不宜骤补，宜用后方同外治之法早为清散。

通治痨病主方

干葛二钱　秦艽一钱五分　当归　柴胡各一钱　薄荷　丹皮　川芎　陈皮各五分

空心，午前阳分煎服。

火郁则发之，木郁则达之，金郁则泄之，大略痨热郁蒸于血分，先以当归、川芎、丹皮，补血而活血，不使血脉凝滞；佐秦艽、丹皮，散血中之郁热；以柴胡、干葛、薄荷，达郁蒸之气，其热方清，以杜生虫之渐，即逍遥散之义也。

如初感风邪，六脉浮数，加杏仁、荆芥各一钱五分，防

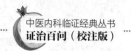

风、前胡各一钱，去柴胡、当归、川芎、丹皮。

如暴怒伤肝，痰红烦嗽，朝凉暮热，六脉芤数者，加生地三钱，茜根、地骨皮各一钱，知母五分，去芎、归、柴、牡。

如情志抑郁，忧疑惊恐，思想无穷，朝凉暮热，痰嗽骨蒸，加地骨皮、知母、丹参、人参、茯神各一钱，枣仁一钱五分，去芎、归、牡，减干葛一钱、秦艽五分。

如气虚，六脉微弱，加人参一钱五分，黄芪、茯苓各一钱，甘草二分，去牡、芎、荷，减秦艽五分、干葛一钱。

如血虚，六脉芤数，加生地三钱、丹参、人参、知母各一钱，去薄荷。

如脾虚胃弱，六脉微弱无力，大便泄而饮食日减，加人参、茯苓各一钱五分，黄芪、白术各一钱，去秦艽、当归、薄荷、干葛。

如气血两虚，肌肉消瘦，形容枯槁，六脉细数，饮食减少，痰嗽不止，加人参一钱五分至五钱，黄芪、山药、茯苓、白芍各一钱，去荷、归、牡，减干葛、秦艽各一钱。

灸法

膏肓左右二穴，百会一穴。

外浴法

百部一斤，生艾叶八两，煎汤净浴，早晚洗面。

擦法

向东桃头七个，生艾头七个，柳头七个，三味捣烂，麝香一分，雄黄一钱，另为末，共前三味杵匀供热，由百会穴擦起，由脊之中行擦至尾闾上，及四肢手腕臂腕之间，七日擦一次，使血脉流通，而郁火能散，杜绝生虫之要法也。

房中常烧玉枢丹，鼻闻此臭可以杀虫。

若用擦浴之法后，即用玉枢丹二钱，早晨空心，百沸汤化服，以利数次，亦为治痨之要法。

青蒿鳖甲丸 治初起有效。

生地四钱 骨皮 鳖甲 青蒿 龟甲 人参 黄芪 知母秦艽各一钱五分 川芎 丹皮 白术 黄柏各一钱

蜜丸，常服。

噙化丸 治虚痨痰红，久嗽喉哑，咽疼，内蒸，肺痿诸病。

贝母二钱，另研 百部一钱五分 桔梗一钱五分 知母 紫菀生地 青黛各二钱 黄连 硼砂各五分 麦冬四分 薄荷 甘草各二分

为极细末，以膏子代蜜和，滋润噙化一二丸。

吹喉法

硼砂五钱五分 青黛三钱 孩儿茶一钱 牛黄五分 珍珠五分

或曰：痨病可以依前方而获效否？

答曰：若病初起，神色未枯者，必效。若神色已枯，大肉已去，泄泻，喉哑咽疼，少食，咳嗽不止，痰如白沫，壮热不止，久卧床褥，性急多躁，六脉急数而无伦，气高息粗，戴眼目陷，耳焦者，必死。

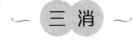

三 消

或曰：三消之症，消渴则善饮，消中则善食，消下则善

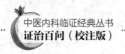

利，何也？

答曰：上消者，属心肺之津液枯竭，肾家真水不能上液于华池。华池在舌下廉泉，少阴之脉系舌本，肾家津液从廉泉源源上液，故为华池。华池之水竭，心肺之火炽，渴欲引饮自救，而所饮甚多，所解有限，故谓之上消也。心肺之脉洪数有力者，为热甚有余，以黄连、花粉、玄参之类泻火为先。若日久而金水之元气虚竭，心肺之脉微弱而虚数者，以地黄、知母、人参、五味之属润之。如中消者，阳明燥金自病，胃中津液燥竭，刻刻如饥，饥则必食，食则又若胀满，不食又若嘈杂，谓之食㑊。不因多食而长精神，愈食而愈消瘦倦怠，故曰多食易饥，虚是也。饮食昼夜无度，所解大便则有限，此中消也。若初起营卫未为大虚，六脉必洪滑而数，数而有力，以黄连、硝、黄苦寒之剂泻之。若日远营卫已虚，六脉数而无力，以参、麦、知、芍、石膏清补之剂主之。如下消者，平素房劳太过，真水竭而虚热甚，膀胱为州都之官，津液藏焉，三焦为决渎之官，水道出焉，因肾虚水道津液皆混浊而如脂膏，绵绵下渗，急堕欲解，解则不多，频数无度，逼迫梗塞，烦渴，形神枯萎，脉多滑数，不外壮水滋阴，以生熟地、地骨、天麦二冬，壮天一之水，清金水之源。

通治三消主方

麦冬　生地各三钱　知母一钱五分　黄柏一钱五分　黄连一钱
玄参一钱二分　甘草三分

午前后临睡时煎服。

生地、知母为补肾，壮水之主，虚则补其母，麦冬、知母以滋水源，上三味滋泽之剂。火亢先为直折，玄参、黄柏、黄连泻上、中、下之实火耳。

如上消者，加天冬二钱，去黄柏。若虚者，加人参一钱五分、五味子五分，去连、柏。

如中消者，加石膏一两、白芍二钱，去黄柏、玄参。若大便燥结不通者，加酒浸大黄三钱、玄明粉二分，去麦冬、知母，

如下消者，加熟地二钱、茯苓、车前各一钱五分，减麦冬二钱，去甘草、玄参、黄连。若肾虚者，加人参二钱、五味子三分。

～ 诸 汗 ～

或曰：汗本何物？何由而出？《指掌》之分门已备，致汗之原犹未详也。

答曰：肺主皮毛，司腠理，得西方之金令，主收敛，一也；又卫气行阳二十五度，外护皮毛，肥腠理，温分肉，二也；诸汗皆因气虚，不能卫护收敛，亦因内热郁蒸，而津液外泄为汗。汗之不同，随症而得名，随名而分治可也。诸汗之脉必虚，虚而微细缓弱者，为阳虚；虚而洪数弦涩者，为阴虚。阴虚者，以清凉滋补；阳虚者，以温热补益。总不外收敛固密①为主。

---

① 密：原误作"蜜"，据文义改。

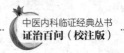

通治诸汗主方

生地三钱　黄芪二钱　白芍一钱五分　枣仁一钱五分　当归一钱
五味子　黄连各五分

空心临卧时煎服。

汗即精津血液，大抵因气虚血热，内蒸而为汗，故君生
地以凉血，臣以白芍之酸寒，禀金化而敛汗凉血；枣仁之甘
酸，禀木火之正化而止汗，为佐；黄芪肥腠理，益卫气之虚，
为臣；当归和血脉，补津液之枯，为使；黄连之苦，以泻心
胞之火，五味之酸，益肺气以固密，为使。

如阳虚自汗，即表虚自汗也。本卫气虚而阳气衰，腠理
不固。畏风怯寒而自汗者，谓之阳虚，脉必散细而虚弱，加
人参一钱五分，黄芪、白术各一钱，桂枝七分，去生地、当
归、黄连、五味，减白芍一钱。

如湿胜自汗，汗则不甚，润泽不已，肢体倦怠，中满泄
泻，六脉濡软无力，自便自利而多，加白术二钱、茯苓、麻
黄根各一钱，防风、羌活各五分，去生地、白芍、五味、当
归、枣仁，减黄芪一钱。

如气虚血热自汗，谓之阴阳两虚，脉多虚数，宜益元气
以凉血，加人参一钱五分、知母一钱，去当归。

如痰火内塞，津液不敛而多汗，肺胃受病，病在阳明燥
火也。加贝母二钱，茯苓一钱五分，知母、橘红各一钱，黄
连五分，去生地、枣仁、当归、黄芪。

如阴虚内热而盗汗，脉必虚数，加麦冬一钱五分、知母
一钱、黄柏五分，

如心神不足，心血少而胞络之火盛者，加人参一钱、麦
冬二钱，去白芍。

如偶触而惊，惊而出汗者，谓之魄汗，加人参、麦冬各五分，去黄连。

如病久，喘急口开，肢青，目陷，而汗出如油者，谓之绝汗，不治。

～ 梦 遗 滑 精 ～

或曰：肾为藏精之脏，今为梦遗滑精，是肾虚不能藏精邪？然肾之地形有限，如何能藏？其有梦而遗，无梦而滑者，何也？

答曰：精、气、神，人身之三宝，为立本之基，本先天无形之灵气，可以延年益寿，一涉有形落于后天，难以秘藏也。

或曰：精本有形质，何云无形之灵气？

答曰：所谓肾藏精者，非谓独藏有形有质之精也。盖人精未遗之先，本心经之神一动，谓之君火，而肾经之相火应之。所谓火者，非火也，即坎中生阳之气也。此气即精之气，乃云蒸之气也。正如天欲下雨，先从地下云生，云气透天而散，即无雨也。若云气不透，即化为雨矣。凡人身后阳生，坎中之生气必应，应则少火从之，精气自生，生则从尾闾由夹脊至顶门，而化为精髓，故脑为髓海是也。若阴中生阳之气一虚，子后生气虽应，应则不能上透泥丸，中途而落泻，即有梦遗精滑之恙矣。足则五脏之神足，随机而有梦，久则玉门不固，随举随滑，虽不梦亦滑，日久虚极，即白昼而自

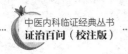

滑也。

或曰：每见梦遗滑精，远年不愈，犹未见其危殆者，何也？

答曰：精本养命之元，而人资之以始者也。然人身之精有二，学者不可不辨。《灵枢》曰：生之来，谓之精，此先天元生之精也。《素问》曰：食气入胃，散精于五脏，此水谷日生之精也。然日生之精，皆从先天元生之精所化，而后天生生不息，分布五脏，盈溢而施之于肾，故曰五脏盛乃能泻。今所遗滑者，乃水谷日生之精。而先天元生之精尚未病也，有所生，即有所滑，故肌肉虽枯，形神虽萎，而生机尚在，可以静摄调理而自愈。若虚损之人，阳痿日久，虽无遗滑之患，与死为邻，何也？坎中生阳之气已竭，丹田之少火不生耳。

或曰：有劳心过度，强力作文，白日而滑者，此元生之精邪？抑日生之精邪？

答曰：精、气、神，本虚无之宝物，后此必相生相固以为常，若三者之中一物病，则可延；若二物病，则一物不能孤立而危矣。所谓精生气，气生神，神又生精，生生不息。若思虑伤神，神耗则气必先散，气散则精不能固而自离。若房劳过欲，则伤精，精败则神枯，神枯则气散。若劳伤竭力，则伤气，气伤则精绝，精绝则精不能独藏而自耗矣。遗滑之脉，两尺不静，必细滑而数，或六脉虚微，微而滑数，数而无力者多。

通治遗滑主方

枣仁三钱　人参一钱五分　黄芪一钱五分　茯神一钱　山药一钱
远志五分　五味二分

早晚煎服，即送后方固精丸三钱。

万物之生，生于一炁①，炁本无形，可以透巅顶，可以散四肢，是清升之阳气也。盖精气之不固，由神明之不清。前方以枣仁、茯神、远志、五味先安五脏之神，更用参、芪、茯神、山药以固五脏之精，元气一足，其精自固。须以固精丸兼服为妙。

如阴虚火盛，加生地三钱，麦冬一钱五分，丹皮、黄柏各五分，去芪、远。

如心气虚而肾气陷，有遗滑不止者，加人参一钱五分、益智五分，减枣仁一钱。

如脾胃两虚，气陷而滑者，加白术一钱五分、益智五分。

如脾湿热盛而滑，湿痰下陷，以致遗滑者，加半夏二钱、白术一钱五分、黄连五分，去五味、枣仁、山药。

固精丸

山萸去核，四两　莲须一两三钱　黄柏一两五钱　茯神　山药
益智　远志　五味各一两

用金樱子膏代蜜丸，用前剂送下。

惟土能防水，酸涩固精，苦以泻火。上方皆气分药也，为固涩之要剂。不用地黄、知、麦壮水者，以其助湿滑之性。湿生热，热即有湿痰，湿便有遗滑之患也。

如气血两虚，营卫不和，遗滑甚而久不愈，形神萎而饮食减者，黎明服补中益气汤，以益卫气之升发，午后服归脾汤，以补营气之资生。如肾气虚寒而不蛰固者，宜服八味丸。或用一味韭子二两炒，匀十服，空心陈酒送下，神效。

---

① 炁：同"气"。